25 Hierbas de Auto-Empoderamiento y Salud

Evidencia Revelada

David Grissett

ISBN 10: 0986090735
ISBN 13: 9780986090738

Dedicación

En honor de Judy Grissett
Mi esposa
Mi amiga
Mi mas grande seguidora

Table of Contents

Reconocimientos

Me gustaria muy sinceramente agradecer y reconocer a las personas que me ayudaron hacer este libro posible.

Primeramente me gustaria agradecerle a mi esposa, Judy Grissett, por su apoyo constante en cada esfuerzo de mi vida. Me gustaria tambien agradecer a Laketa McCauley por su inspiración continua. Finalmente, me gustaria agradecerle a Christian Strayhorn Spence por ayudarme en el proceso de escritura.

Trayecto Personal

"No jusgues cada dia por la cosecha que realisaste si no por cada semilla que fue sembrada."

~ Robert Louis Stevenson

La vida frecuentemente nos lleva asia un viaje que nadie puede predecir. Sin importar si recibimos ciertas posibilidades al nacer, visto simplemente como una estadística, o ser enfrentado con obstáculos inimaginables, nosotros mismos nos encontramos en lugares que parecen extraños una y otra vez. Incluso aquellos que se esforzan a crear un camino específico, quienes parecen tener todo perfectamente alineado en plato de charola, quienes hacen lo que sea para permanecer en un curso forzado de la vida, encuentran que a veces hay un major camino.

Yo nunca pense que ningun camino en la vida me llevaria a escribir un libro. Yo nunca creí que algun curse de mi futuro me llevaria a investigar la manera de curación de la

naturaleza. Yo era un entrenador de baloncesto, quien sobresalio en esa profesión, quien se esforzo en moldear las vidas de jovenes, quien creyó que esa era la última voluntad de Dios para su vida. Sin embargo, ninguno de esos logros explican como llegue a escribir este libro. Asi que permítanme empezar por el principio.

Yo naci en Jamaica, New York en el 1960, pero de bebé fui traído a Cedar Grove, North Carolina, a donde mi madre, Freda Grissett nacio.

Ella volvió a New York por su trabajo, dejándome en manos de mis abuelos, Flora y Lucian Grissett. Mi padre biológico fue simplemente el donante de esperma.

La intuición que tenía de niño me gritaba que había algo que estaba mal, pero los adultos de mi vida parecían creer que todo era normal. Todos me mostraban amor, pero había un vacío. Fue relevado por pasividad, cautela, y a veces timidez. Dios, sin embargo, me dió una habilidad asombrosa para jugar baloncesto, y aunque penoso y timido fuera de la cancha, dentro de la cancha me sentía que podia lograr cualquier cosa.

Cuando yo tenia diez años de edad mi abuelo murió, dejándome dolido e inseguro. Cuatro meses despues, mi madre biológica murió, añadiendo a mi dolor. Como podria un niño de diez años salir de esto y dar sentido a esto? Dios! No, en aquel momento yo no abia descubierto eso, pero ahora sé que el tenia sus ojos en mi todo el tiempo.

Mi tia, Jacquelyn Smith perdió a su marido en un accidente automovilístico dos años antes de la perdida de mi abuelo, su padre, y la perdida de mi madre, su hermana. Ella tuvo un hijo llamado Gerald Smith a quien yo considero mi hermano, porque crecí con ella considerandome como su hijo. Estoy muy agradecido por so. Mi madre biológica tambien tuvo dos hijos mas, Anthony Adson y Angelo Adson, mientras yo vivía con mis abuelos. Ellos tambien se convirtieron en mis hermanos. Estoy agradecido por mis tres hermanos, quienes han dado forma inminente a mi vida.

En el octavo grado, Dios una vez más puso su mano en mi vida. Él me presénto con un un entrenador de baloncesto, Alan Holden, quien vió mi potencial. Él se ofreció a ayudarme como

parte del programa de baloncesto de la escuela, con la meta de prepararme para jugar en el nivel universitario. Desafortunadamente, mi tia no podía llévarme a las prácticas. El entrenador Holden personalmente se reunió con ella y le insistió que esta oportunidad podria cambiar mi vida. Ella estuvo de acuerdo, y por lo tanto empeze mi trayecto que me llevaria hacia una beca en la Universidad Coastal Carolina. El acto sencillo del entrenador Holden cambió mi vida, impulsándome hacia un camino que me haría mas que una estadística, y que me daría una oportunidad para tomar mi propio camino en la vida.

Finalmente termine como entrenador en los niveles de la universidad, preparatoria, y escuela secundaria. Encontré gran éxito usando las experiencias de mis años jugando baloncesto para moldear las vidas de jóvenes de todos los orígenes, muchos quienes enfrentaban circunstancias similares que algún dia el entrenador Holden me ayudó escapar. Encontré alegría en mi trabajo, enseñando la salud y la educación física, mientras construía relaciones con estudiantes necesitados y conduciéndolos a encontrar sus propias habilidades. Pense que

mi trayectoria profesional era fija, mi trayecto para ayudar a los demás, completo.

Poco sabia de que Dios todavía tenia planes mayores para mi vida, planes que me llevaría hacia donde estoy. Con el apoyo de mi esposa, Judy Linhart Grissett, tomé un nuevo paso de valentía. Enfrentando desafíos que muchos maestros enfrentan con el sistema de la escuela, incluso niños abandonados, atención en números que en vidas, y énfasis en la imagen, Dios me guío a tomar una nueva carrera. Una carrera donde yo podía seguir cambiando vidas. Ahora yo enseño, comparto, y doy poder, usando conocimiento histórico e investigación para mejorar la salud y bienestar mediante mi empresa The Shepherd's Harvest, LLC, una empresa de suplemento nutricional y té de hierbas.

Acerca de Este Libro

"Todo hombre debería estar familiarizado con el arte de la medicina. Yo creo que el conocimiento de la medicina es hermana y compañera de la sabiduría."

~ Hippocrates

Cuando yo empeze a vender suplementos de hierbas me encontré con un reto. La gente quería evidencia! Cómo saber lo que realmente funciona? Ha sido comprobado por el médico? Prueba de que este suplemento mejorará la salud.

Miré libro tras libro buscando la investigación, y mientras libros de medicina a base de hierbas explicaban los beneficios y las tendencias históricas, luché por encontrar respaldo real y basado en la ciencia. Esta lucha me abrió una oportunidad para hacer la investigación, mirar ensayos clínicos, y proporcionar evidencia basada en hechos de los efectos de las hierbas.

Este libro es una recopilación de esa investigación. Proveé una guía basada en evidencia y está completo de hierbas, raíces, y frutos medicinales históricas. Esta guia refleja el poder de las hierbas y su potencial para evitar, retroceder, y curar enfermedades degenerativas de salud.

La investigación citada al final de este libro viene de revistas de investigación científica y base de datos. Cada prueba experimental se puede encontrar en la citación prevista.

Esta guia esta escrita para la humanidad con la conclusion en mente – que cada individuo tiene el derecho al conocimiento incluyendo el tema complicado de la historia medica. Hierbas, raíces, y agua dulce era la medicina de nuestros antepasados. Un gran porcentaje de la medicina de hoy provienen de hierbas. Por qué? De dónde derivó tan valioso conocimiento? Cada humano se encarga de la responsabilidad de mantener su propia salud y bienestar. Este esfuerzo se lleva a cabo con el conocimiento relevante.

*Atención médica profesional no tiene sustituto, por lo tanto uno debe buscar los mejores recursos médicos a la hora de tomar decisiones sobre la salud. Las mujeres embarazadas y lactantes y niños menores de dos años deben consultar a un médico particular. Hay casos raros de interacciones negativas de hierbas. Por favor de consultar su pediatra.

Prólogo

Un poco de historia

" No hay nada en la medicina contemporánea más avanzada cuyo embrión no se puede encontrar en la medicina del pasado.

~ Maximilian E.P. Littre

La planta, la hierba, la fruta han sido la curación del cuerpo durante miles de años. Fitoquímicos, que tienen el significado de planta, son abundantes en antioxidantes, flavonoides, y fitoestrógenos. Las cualidades todavia existen en estas plantas, utilizadas por primera vez en la antigüedad. La presencia de quimicos de planta en la fruta hace que sean igualmente dignos de reconociemiento. Incluso en los animales enfermos se han observado los usos de hierbas para la curación, lo que a llevado a muchos a participar en estudios científicos.

Carne podrida fue una preocupación de supervivencia para el hombre primitivo.

consumir alimentos en mal estado podría causar enfermedad o muerte del mismo modo que lo haría hoy. Tener que desechar la comida podría causar hambre y la solución fue encontrada en hierbas. Puesto que poniendo la carne en una cama de hierbas la conservaría, resolviendo el problema de posible muerte o enfermedad el texto médico más viejo del Antiguo Egipto, un documento conocido como el papiro de Ebers, enumera las formulaciones a base de hierbas de más de quinientas plantas. Alrededor del 1500 aC, se consideró el mejor e influyó en la medicina occidental. La pregunta es, hasta dónde hemos llegado? Qué podemos seguir aprendiendo del pasado?

Asi que vamos a echar un vistazo a lo que conocemos hoy...

Cada una de las 25 hierbas elegidas se presenta con su nombre común, vista general a base de hierbas, componentes claves, usos tradicionales y los usos investigados por la

investigación proporcionada. Todas las pruebas aportadas se documentan en el final del libro.

Comenzamos con la Moringa, la hierba que más utilizo en mi negocio.

Capítulo 1—Moringa (Oleifera)

El médico del futuro no dará medicinas, sino que interesará a sus pacientes en el cuidado del cuerpo humano, en la dieta y en la causa y prevención de la enfermedad.

~ Thomas Alva Edison

Resumen: Moringa o Oleifera, tiene 14 especies. Es un nutritivo árbol vegetal que también se ha demostrado tener un valor medicinal. Es ampliamente cultivado y naturalizado en el África tropical, Sri Lanka, India, México, América del Sur y las islas del Caribe. Todas las partes del árbol de la Moringa pueden ser consumidos por los seres humanos, con la excepción de la corteza. Recientemente se ha descubierto ayudar a purificar el agua potable, mientras que también actúa como una fuente rica de beta caroteno, proteínas, vitamina C, calcio, y potasio. Moringa también es una fuente de antioxidantes naturales.

Componentes Claves:

- Vitaminas: A, B (1, 2, 3, 6, 7), C, D, E, K
- Calcio, Cobre, hierro, Potacio, Magnesio, Manganeso, Zinc
- Mas de 40 antioxidantes naturales

Usos Tradicionales: Moringa se ha utilizado históricamente para tratar la inflamación, enfermedades infecciosas, problemas cardiovasculares y desorden gastrointestinales. En algunas partes de América del Sur es apodado, "la mejor amiga de la madre," debido a las reclamaciones que el consumo de las hojas aumentan la producción de leche. Otras reclamaciones se han hecho que contribuye a la diabetes, el VIH, el virus del herpes simple, enfermedades de los ojos, la bronquitis y el asma.

<u>Usos de Investigación:</u> El Asma Bronquial, Anti-Cáncer, Diabetes, Antioxidante, Purificación del Agua, el Cáncer de Pulmón.

<u>Evidencia:</u>

1. **Estudio de investigación 1—Usando 20 pacientes con asma de nivel leve a moderada, la Moringa oleifera se utilizó para probar el impacto en el asma bronquial. Ninguno de los pacientes mostró ningún efecto secundario adverso. El estudio demostró una mejoria en los sintomas y la severidad de los ataques asmáticos.**

2. **Investigación de planta—Dr. Duragkar Nandakishore Jeevanrao de Nagpur, India presentó una solicitud de patente para el aislamiento del alcaloide de Moringa como un agente anti- cáncer. El nuevo alcaloide aislado y purificado de la corteza de la Moringa mostró una buena actividad anti - cáncer.**

3. **Estudio de investigación 2—Utilizando 43 sujetos entre las edades de 21 y 72, se utilizó el té de Moringa para evaluar su impacto en los niveles de azúcar en sangre en los seres humanos. Los resultados mostraron que el consumo de té de Moringa no tuvo un efecto significativo sobre los niveles de azúcar en la sangre 2 horas después de su consumo para las personas con niveles normales de azúcar. Para los pacientes hiperglucémicos, sin embargo, los niveles de azúcar en la sangre disminuyeron significativamente. El estudio concluyó que el té de Moringa puede tener un uso en la gestión o tratamiento de la diabetes.**

4. **Investigación de planta 2—Utilizando hojas de Moringa, se extrajeron diferentes partes de las hojas para demostrar su potencial como un antioxidante. Fue relatado que los compuestos bioactivos, tales como quercetina y kaenferol son responsables de la actividad antioxidante. Todos estos compuestos están presentes en**

Moringa. Este estudio también demostró el potencial de Moringa para actuar contra los microorganismos, incluyendo bacterias patógenas, Staphylococcus aureus , Bacillus subtilis , Escherichia coli , y Pseudomonas aeruginosa , de una manera dependiente de la dosis.

5. **Investigación de planta 3—Un experimento de laboratorio se realizó para evaluar el impacto de la semilla de Moringa oleifera, en polvo solo, y en combinación con la purificación del agua. El agua provenía de un lago contaminado llamado Lago Agodi en la República Federal de Nigeria. El estudio reveló que el tratamiento del agua cruda muy turbia y contaminada es viable para el uso del hogar y la comunidad cuando es filtrada con polvo de semilla de Moringa.**

6. **Investigación de planta 4—Este estudio tuvo como objetivo determinar el impacto del extracto de la hoja de Moringa en las células cancerosas de pulmón A549.**

Un extracto de la oja fue preparada de la hoja de Moringa y utilizada para tratar las células A549 durante 24 horas. El estudio confirmo evidencia de propiedades anti-proliferativos de Moringa. Se sugiere un prometedor tratamiento complementario y alternativo para el cáncer de pulmón.

Capítulo 2—Ortiga (Urtica dioica)

"Todo lo que el hombre necesita para la salud y la curación ha sido proporcionada por Dios en la naturaleza, el desafío de la ciencia es para encontrarlo."

~ Paracelsus

Resumen: Ortiga o Urtica dioica es una planta de flores con fibras en forma de aguja, que inyectan productos químicos en la piel. La Ortiga funciona mediante la inyección de acetilcolina , histamina, serotonina, leucotrienos y/o ácido fórmico en la epidermis de la piel.

Componentes Claves:

- Vitaminas: A, C, E, F, K, P
- Complejos de Vitamina B , tiamina, riboflavina , niacina, B- 6
- Antioxidantes
- Zinc, hierro, magnesio , cobre , selenio

- **Boron, Bronine , Calcio, Colina , Clorofila, Potasio , Fósforo, Sodio , Yodo , Cromo, Silicio , Azufre**

Usos Tradicionales: Históricamente, la ortiga se ha utilizado desde el siglo décimo.

Originalmente, se utilizaba para tratar la artritis y otras condiciones inflamatorias. Hoy en día se asocia a menudo con el alivio del dolor que resulta de la osteoporosis.

Usos de Investigación:

Hiperplasia benigna de próstata, la diabetes tipo 2, artritis aguda

Evidencia:

1. **Estudio de investigación 1-- Utilizando 100 pacientes con HPB (hiperplasia prostática benigna), entre las edades de 40 y 80, se llevó a cabo un estudio. El resultado mostró que la ortiga tiene un mejor efecto en el alivio de los síntomas clínicos en pacientes con HBP**

en comparación con el placebo. El estudio recomendó la ortiga para el tratamiento de enfermedades de la próstata, sin efectos secundarios.

2. **Estudio de investigación 2-- Con 50 pacientes con Diabetes Tipo 2, 27 hombres y 23 mujeres, se llevó a cabo un estudio. Los resultados demostraron protección contra las enfermedades cardiovasculares en pacientes con diabetes tipo 2 al mejorar el estado antioxidante.**
3. **Estudio de investigación 3-- Usando 37 pacientes con signos de artritis aguda, se llevó a cabo un estudio. Los resultados demostraron que los pacientes que tomaron la ortiga como un suplemento tenían el mismo resultado de la disminución de la rigidez y el dolor, al igual que los que tomaron la dosis completa de diclofenaco 200 mg.**

Capítulo 3—Cúrcuma (Curcuma Longa)

"Hasta que el hombre duplique una brizna de hierba, la naturaleza puede reírse de su así llamado conocimiento científico. Remedios de los productos químicos no se interpondrá en favor a comparación con los productos de la naturaleza , la célula viva de la planta , el resultado final de los rayos del sol, la madre de toda la vida."

~ T.A. Edison

Resumen: Cúrcuma o Curcuma Longa se ha usado de forma natural desde hace más de 4,000 años. Originario de la India Oriental, especialmente en Java, es un miembro de la familia del jengibre. Próspera en ambientes tropicales y en la naturaleza tiene un color amarillo. A menudo se usa en el curry, mostaza, y queso utilizando todas las raíces, rizomas, y bulbos.

Componentes Claves:

- **Vitamina C, E, K, B-6**
- **Tiamina , Riboflavina , Niacina**
- **Folato DFE**
- **Calcio, Hierro , Magnesio, Fósforo , Potasio, Sodio, Zinc**

Usos Tradicionales: **Históricamente, la cúrcuma se conoce como un protector del hígado, ayuda digestiva, y laxante. Se cree que ayuda a prevenir el cáncer y la enfermedad cardiaca.**

Usos de Investigación: **Anti- inflamatorios, niveles elevados de Alanina Transaminasa**

Evidencia:

1. **Estudio de Investigación 1-- Usando la curcumina, un componente de la cúrcuma, 6 ensayos en humanos demostraron su uso seguro en la actividad anti-**

inflamatoria. Los números de versión de prueba de los participantes variaron de 18-45.

2. **Estudio de Investigación 2—Usando la curcumina, un componente de la cúrcuma , 25 participantes se utilizaron en un ensayo en humanos para determinar la seguridad y eficacia de la actividad anti- inflamatoria. El estudio concluyó que se puede encontrar la ausencia de toxicidad en la curcumina y que existen pruebas de la actividad anti- inflamatoria.**

3. **Estudio de Investigación 3—Usando 60 participantes, este estudio investigó el efecto hepatoprotector de cúrcuma en polvo fermentado sobre la función hepática en pacientes con niveles elevados de alanina transaminasa. El estudio concluyó que la cúrcuma en polvo fermentado reduce los niveles de aspartato y alanina aminotransferasa en los**

participantes con niveles elevados de alanine aminotransferase.

Capítulo 4—Linaza (Linum usitatissimum)

"La realidad biológica básica es que los seres humanos están todavía totalmente dependiente de la naturaleza y sus procesos ecológicos para nuestra salud, bienestar y prosperidad. Todos los seres humanos necesitan respirar, comer y beber, y su naturaleza que nos proporciona aire fresco, agua limpia, y la capacidad de cultivar alimentos. Todos los seres humanos requieren un clima razonablemente hospitalario, y la red interconectada de los sistemas naturales regula el clima del planeta y hace la vida en la tierra viable."

~ David Suzuki

Resumen: Linaza o Linum usitatissimum se utiliza tanto como un aceite industrial y una planta textil. Se conoce como las semillas de lino en el Reino Unido. Investigación actual se está haciendo en su valor como planta medicinal.

Su consumo se remonta a tiempos antiguos, incluyendo el uso por Carlomagno.

Componentes Claves:

- **Vitaminas C, E, K, B6**
- **Tiamina, Riboflavina , Niacina , Acido Fólico, Colina, Betaína**
- **Calcio, Hierro , Magnesio, Fósforo , Potasio, Sodio , Zinc, cobre, manganeso, selenio**
- **Otro: Mas de 40 antioxidantes naturales**

Usos Tradicionales: La linaza se ha utilizado para promover la función del intestino, extraer las toxinas de heridas, los niveles bajos de colesterol tipo lipoproteínas de baja densidad, promover la salud del corazón, como laxante, y para promover los trastornos mentales y neurológicos.

Usos de Investigación: La reducción de Colesterol, Síndrome de Ovario Poliquístico, la Diabetes Mellitus.

Evidencia:

1. **Estudio de Investigación 1--Utilizando 26 sujetos, 10 varones y 16 mujeres, que van desde las edades de 36 a 74, para comprobar el colesterol, el estudio pidió a los sujetos a utilizar 45 gramos diarios de linaza como un suplemento alimenticio durante 12 semanas. El estudio llegó a la conclusión de que toda la semilla de lino puede ser útil para reducir el colesterol y la concentración de triglicéridos.**

2. **Estudio de Investigación 2--El uso de 32 mujeres con síndrome de ovario poliquístico, entre las edades de 18 y 35 años, el estudio utilizó 15 gramos de polvo de semillas de lino en la leche todas las mañanas antes de las comidas durante 3 meses. El estudio demostró una reducción en el volumen de ovarios y en el número de ovarios poliquísticos, mejoria en la frecuencia de los**

ciclos menstruales, y ningún impacto en el peso corporal, azúcar en la sangre, o el hirsutismo.

3. **Estudio de Investigación 3-- Utilizando 30 sujetos diabéticos tipo 2, con un diagnóstico de 3 a 5 años, se evaluaron un grupo experimental y de control . El grupo experimental se le dio 5 gramos dos veces al día de polvo de linaza. El estudio concluyó que la suplementación con polvo de semilla de lino produce cambios favorables en el perfil bioquímico de la diabetes, mejorando el perfil metabólico. También demostró la capacidad para prevenir la hipoglucemia.**

Capítulo 5—Stevia (Rebaudiana)

"Salud debe en todo momento venir y ser mantenido por los alimentos digeridos. Los médicos de la Naturopatía entienden este principio y lo utilizan para reparar el daño causado a los órganos, tejidos y células que se han agotado de los elementos constructivos necesarios. Estos elementos necesarios sólo pueden provenir de los alimentos digeridos. Después de que una comida se digiere, pasa a través de un proceso de asimilación que la convierte en la nutrición que es llevada por la circulación hacia todos los órganos, tejidos y células. Recuerde, este proceso comienza primero con la digestión de los alimentos, y ningún fármaco que se ofrece puede subsanar los daños causados por el fallo de la digestión."

~ Henry Lindlahr

Resumen: Stevia o Rebaudiana es un arbusto originario de Paraguay. Stevia también se conoce comúnmente como "hoja

dulce". Se utiliza con mayor frecuencia como un edulcorante, específicamente en Paraguay, donde la gente local lo ha utilizado durante siglos. La investigación reciente, sin embargo, demuestra su potencial para servir como hierba medicinal.

Usos Tradicionales: Stevia se ha utilizado de forma homeopática para tratar la diabetes y la hipertensión, con la posibilidad de aumentar la producción de insulina.

Componentes Claves:

- **Vitaminas A, C**
- **Calcio, Hierro, Fósforo, Potasio, Zinc, Sodio, Magnesio**

Usos de Investigación: Diabetes, hipertensión, salud dental

Evidencia:

1. **Estudio de Investigación 1-- Utilizando 6 mujeres con diabetes tipo 2, elegidas al azar de 30 mujeres diabéticas**

recién diagnosticadas, el estudio concluyó que la Stevia efectivamente regula la glucosa en la sangre en las mujeres con diabetes tipo

2. Estudio de Investigación 2-- Usando un estudio doble ciego, controlado con placebo, 106 pacientes hipertensos, que van desde las edades de 28 a 75, masculino y femenino, se utilizaron para examinar el impacto de la Stevia sobre la hipertensión. El estudio concluyó que los sujetos no tenían ningún efecto secundario adverso para ser reportado y que la Stevia puede ser considerada como una terapia alternativa o complementaria para los pacientes con hipertensión.

- Estudio de Investigación 3-- Usando 20 sujetos, se utilizó extractos de la hoja de Stevia para medir el pH de la placa después del enjuague bucal. El estudio concluyó que la Stevia puede considerarse no

acidogenico, y por lo tanto, es conveniente para promover wla salud dental.

Capítulo 6-- Diente de león (Taraxacum officinale)

"Ha sido probado por un buen número de estudios que las plantas son buenas para nuestro desarrollo psicológico. Con una zona verde, la tasa de criminalidad baja. Las víctimas de tortura comienzan a recuperarse cuando pasan tiempo al aire libre en un jardín de flores. Así que nosotros muy en el fondo las necesitamos en cierto sentido psicológico, que supongo nadie realmente entiende todavía."

~ Jane Goodall

Resumen: Diente de león o Taraxacum officinale es una rica fuente de vitamina A. El uso del diente de león se remonta a las culturas Nativas Norteamericanas y Arabe.

Componentes Claves:

- Vitaminas A, D, C y B Complejo

- **Hierro, Silicio, Magnesio, Sodio, Potacio, Zinc, Manganeso, Cobre, Cobre, fósforo**

Usos Tradicionales: El diente de león se ha utilizado como laxante o laxante suave,

diurético, estimulante, estomacal, tónico y desintoxicante. El té hecho del diente de león se

ha utilizado para ayudar con las enfermedades del higado, enfermedades del riñón, problemas del bazo, fiebre, insomnio, ictericia, reumatismo, eczema, y otras enfermedades de la piel.

Usos de Investigacion: Melanoma, Colesterol en la sangre

Evidencia:

1. **Estudio de Investigación 1-- Usando células de melanoma humano, el diente de león se preparó usando una variedad de etapas de filtración. El estudio concluyó que el tratamiento de células de melanoma con extracto de raíz de diente de león se ha mostrado prometedor en la inducción de apoptosis en el melanoma quimio- resistentes, sin toxicidad para las células sanas.**

2. **Estudio de Investigación 2—A 12 pacientes que mostraban síntomas de falta de energía, pérdida de apetito, y ictericia se les dio extracto de diente de león por 20 días. El estudio concluyó que 11 de 12 pacientes mostraron descensos considerables en los niveles de colesterol en la sangre.**

Capítulo 7—Sábila

"Una planta de malezas cuya virtud todavía no se sabe."

~ Ralph Waldo Emerson

Resumen: La planta de aloe vera se asocia más con quemaduras que alivian. Históricamente se ha utilizado por más de 3,000 años para este propósito. Originarios de África del Sur, el Aloe hoy en día se encuentra en todo, desde cremas solares asta los cosméticos.

Componentes Claves:

- Vitaminas A, C, E, B6
- Zinc, Selenio, Calcio, Magnesio, Manganeso

Usos Tradicionales: Aloe Vera se ha utilizado tradicionalmente para aliviar el dolor articular y muscular, prblems gastrointestinales, úlceras, problemas renales, síndrome del

intestino irritable y la gingivitis. Tópicamente, el Aloe Vera es el más conocido para aliviar y curar quemaduras y heridas.

<u>Usos de Investigación</u>: Gingivitis, Inflamación, Cicatrización de heridas por cesárea, úlceras en las piernas.

<u>Evidencia:</u>

1. **Estudio de Investigación 1-- Usando un estudio clínico, aleatorizado y controlado con placebo, 45 sujetos con gingivitis inducido por placa, entre las edades de 18 y 65 años, se les dio un enjuague bucal gel de Aloe Vera. El estudio concluyó que el grupo expuesto al enjuague bucal de Aloe Vera vio una reducción en la inflamación, lo que sugiere una propiedad anti- inflamatoria significativa.**

2. **Estudio de Investigación 2—Usando 90 mujeres que se habían sometido a operaciones cesáreas, a 45 de ellas se**

les puso gel de Aloe Vera. La cicatrización de heridas se evaluó 24 horas y 8 días después de la operación cesárea. El estudio concluyó que el gel de Aloe Vera fue eficaz en la curación de heridas por cesárea, sin efectos secundarios.

3. **Estudio de Investigación 3—Usando 30 pacientes entre las edades de 18 y 65 años, asistiendo a un departamento de cirugía ambulatoria con úlceras crónicas en las piernas, úlceras varicosas, heridas y quemaduras, se realizó un estudio para ver el impacto de Aloe Vera. El estudio llegó a la conclusión que Aloe Vera es efectiva contra organismos resistentes a múltiples fármacos, ayudando con úlceras infectadas que no responden a los antibióticos.**

4. **Estudio de Investigación 4-- Este estudio evaluó la eficacia y seguridad de los geles orales naturales que contienen Aloe Vera o la mirra en la gestión de estomatitis aftosa recurrente. 90 sujetos participaron. 2**

nuevos geles naturales que contienen Aloe Vera y mirra se prepararon con un placebo. Los resultados sugieren que un enfoque de la medicina a base de hierbas puede ofrecer una terapia alternativa. Tanto la Aloe Vera como la mirra mostraron ser eficaces. Aloe Vera fue superior en la disminución del tamaño de la úlcera, y la mirra resultó el más eficaz en la reducción del dolor. No se reportaron efectos secundarios.

Capítulo 8—Menta (Mentha x Piperita)

"El alcance de la medicina herbal varía de plantas medicinales leves, como la manzanilla y la menta, a las que son muy potentes tales como la digital (de los que se deriva la digitalina de drogas). Entre estos dos polos se encuentra un amplio espectro de la medicina de plantas con aplicaciones médicas significativas. Sólo hay que ir a los Estados Unidos Pharacopoeia para ver el papel central que la medicina de plantas ha jugado en la medicina Americana."

~Donald Brown

Resumen: La menta se remonta desde antiguos medicamentos a base de hierbas. Se ha encontrado en las pirámides egipcias ya en el año 1000 aC pero también crece en Europa y América del Norte. Es un miembro de la familia aromática, y fue

utilizado para dar sabor y con fines medicinales en el antiguo Egipto, Grecia y Roma.

Componentes Claves:

- Vitaminas A IU, A RAE, B6, C
- Folato, Tiamina, Niacina
- Calcio, Hierro, Magnesio, Fósforo, Potacio, Sodio, Zinc

Usos Tradicionales: La menta se utiliza a menudo en la aromaterapia, tópica, y la aplicación interna. También se utiliza para aliviar náuseas, síntomas de resfriado, dolor de cabeza, dolor muscular, dolor de los nervios, y la indigestión.

Usos de Investigación: Síndrome de intestino irritable, Alerta en la conducción, estado de ánimo, y la carga de trabajo.

Evidencia:

1. Estudio de Investigación 1-- Usando 90 pacientes ambulatorios con Sindrome de intestino irritable, se

realizó un estudio doble ciego y controlado con placebo. Los sujetos tomaron aceite de menta o placebo 3 veces al día durante 8 semanas. El estudio concluyó que el aceite de menta puede ayudar a aliviar el dolor abdominal y malestar en los pacientes con este sindrome, especialmente para los pacientes que el dolor abdominal es el síntoma dominante.

2. **Articulo de Investigación Científica-- Los investigadores de la Universidad de Adelaide informaron que la menta ayuda a aliviar los síntomas del síndrome del intestino irritable. Llegaron a la conclusión que la menta activa un canal anti- dolor en el colon.**

3. **Estudio de Investigación 2-- Utilizando 25 sujetos, 16 mujeres y 9 varones, se realizó un estudio para probar el impacto del aceite de menta y aceite de canela en la**

disminución de la fatiga y la estimulación del sistema nervioso central, especialmente mientras se conduce. El estudio concluyó que la menta tuvo éxito en la reducción de la ansiedad y la fatiga durante la conducción, además de reducir la frustración.

Capítulo 9—Lavanda (Lavandula)

"Honra al sanador por sus servicios, porque el Señor lo creó. Su habilidad proviene del Altísimo, y se le recompensa por reyes. El conocimiento del sanador le da gran integridad y le gana la admiración de los grandes. El Señor tiene medicamentos creados de la tierra, y un hombre sensato no los menospreciara."

~ Apocrypha, Ecclesiasticus, Chapter 38

Resumen: La lavanda se utilizó originalmente para baños de perfume en la antigua Grecia. Se menciona por primera vez en el registro histórico de los escritos de botánico griego Teofrasto (ca. 370-285 aC). Más tarde se convirtió en un recurso favorito de muchos emperadores romanos para todo, desde las mordeduras de serpiente hasta para el dolor de pecho.

Componentes Claves:

- **Linaool, acetato de linalilo 1, 8 - cineol, B - ocimeno, Terpinen - 4-01, alcanfor**

Usos Tradicionales: La lavanda se ha utilizado para la relajación, el tratamiento de las infecciones de parásitos, quemaduras, picaduras de insectos, y los espasmos. Se utiliza más comúnmente en la aromaterapia.

Usos de Investigación: La ayuda del sueño, Trastorno de ansiedad generalizada, Dismenorrea.

Evidencia:

1. Estudio de Investigación 1--Utilizando pacientes de asilos de ancianos, aceite de lavanda se aplicó a través de una variedad de ensayos para probar la eficacia de su uso como una ayuda para dormir. Para la mayoría de los pacientes, el tiempo de sueño significativamente fue reducida después de la retirada de medicamentos recetados, pero con la introducción de olor ambiente de lavanda, tiempo de sueño volvió al mismo nivel. El

estudio concluyó un mejor sueño con la adición de aceite de lavanda.

2. **Estudio de Investigación 2-- Utilizando 539 pacientes masculinos y femeninos, un estudio doble ciego se llevó a cabo para examinar el impacto de la preparación de aceite de lavanda silexan para el trastorno de ansiedad generalizada. El estudio concluyó que la silexan y paroxetina redujo la ansiedad. Además, silexan mostró un pronunciado efecto antidepresivo y mejoro la calidad de la salud mental en la vida general.**

3. **Estudio de Investigación 3-- Utilizando 96 estudiantes de sexo femenino, se utilizó la inhalación de lavanda para evaluar su impacto en los síntomas de la dismenorrea y la cantidad de sangrado menstrual. Las pacientes se dividieron en 2 grupos, uno inhalando lavanda y el otro un placebo. Los resultados mostraron que la inhalación de lavanda alivia la**

gravedad de síntomas de la dismenorrea primaria sin efectos secundarios.

Capítulo 10—Romero (Rosmarinus officinalis)

"Con el creciente reconocimiento del valor de las hierbas, sin duda es hora de examinar el uso terapéutico profesional de estas hierbas. Hay profundos cambios que suceden en la cultura Americana y la medicina herbal, "medicina verde ", está jugando un papel cada vez mayor en la experiencia de esta transformación en las personas."

~ David Hoffman

Resumen: El Romero o Rosmarinus officinalis es un aceite esencial. Pertenece a la familia Lamiaceae (menta) y es originario de la Cuenca Mediterránea, que frecuentemente crece a lo largo del mar. Se puede fechar en el registro escrito del siglo 5 aC. Se ha utilizado en la medicina como agente saborizante y en cosméticos.

Componentes Claves:

- **Vitaminas A IU, A, RAE, B6, C**
- **Tiamina, Riboflavina , Niacina , Acido Fólico**
- **Calcio, Hierro, Magnesio, Fósforo, Potacio, Sodio, Zinc**

Usos Tradicionales:

Hojas de Romero se han utilizado como antioxidantes, antibacteriano para actividades, como antiespasmódico, y para las propiedades quimio – preventivas.

Usos de Investigación: Diabetes tipo 2, La enfermedad del Alzheimer, Síndrome de la Abstinencia del Opio

Evidencia:

1. **Estudio de Investigación 1—Utilizando 45 pacientes con diabetes tipo 2 y 15 personas no diabéticas de edades de 40 años o más, este estudio examinó el impacto de romero en los perfiles de lípidos y**

glucosa en la sangre . El estudio mostró un aumento en los niveles de agentes antioxidantes, como el glutatión reductasa, vitamina C y beta caroteno . El estudio concluyó que el consumo de Romero puede conducir a una reducción en el riesgo de síntomas de hiperglucemia y hyperlipdemic asociados con enfermedades del corazón.

2. **Estudio de Investigación 2-- Utilizando 28 pacientes de edad avanzada con demencia, incluyendo 17 con enfermedad de Alzheimer, este estudio se realizó para examinar los efectos curativos de la aromaterapia utilizando Romero. El estudio concluyó que la aromaterapia mejoró la capacidad de formar ideas abstractas y la mejora en el movimiento.**

3. **Estudio de Investigación 3—Utilizando 81 pacientes, este estudio evaluó la eficacia de romero para el alivio del síndrome de abstinencia en el abuso de**

opio. Los resultados mostraron que el romero se puede utilizar como un tratamiento a base de hierbas para el síndrome de abstinencia durante programas del tratamiento para la adicción al opio y posiblemente otros opioides.

Capítulo 11—Papaya (Carica)

"La naturaleza, el tiempo y la paciencia son los tres grandes médicos."

~Bulgarian Proverb

Resumen: Papaya o Carica es nativa de México y Centro América, que prosperan en climas tropicales. También se conoce como lechosa, mamona, o fruta bomba. A menudo es considerado como un alimento, se ha demostrado ofrecer valor medicinal, especialmente como antioxidante.

Usos Tradicionales: La papaya se ha utilizado en la medicina tradicional en dolencias tales como quemaduras, asma, gusanos intestinales, problemas digestivos, control de la fiebre, disentería, dolor menstrual, y el alivio de las náuseas.

Componentes Claves:

- Vitaminas A, C, E, K

- Niacina
- Calcio, Hierro, Magnesio, Fósforo, Potacio, Sodio, Zinc, Selenio

Usos de Investigación:

Parasitosis intestinal, deficiencia de vitamina A

Evidencia:

1. **Estudio de Investigación 1-- Se seleccionaron 60 niños nigerianos para determinar la efectividad de aire seco de semillas de papaya en la parasitosis intestinal humano. El estudio concluyó que las semillas de Carica papaya podrían ser beneficiosas en el tratamiento y, posiblemente, la prevención de los parásitos intestinales. El estudio también mostró la semilla de papaya carica ser inocuo y barato.**

2. **Estudio de Investigación 2-- Este estudio tuvo como objetivo demostrar el contenido de las hojas jóvenes de carica papaya. El estudio reveló compuestos fito, alcaloides, compuestos fenólicos, flavonoides, y aminoácidos farmacológicamente activos.**

3. **Estudio de Investigación 3-- En este estudio se investigó el efecto de la papaya y zanahoria sobre el estado de la Vitamina A en mujeres lactantes con bebés de 2 a 12 meses de edad. El estudio mostró que la papaya puré y zanahorias ralladas pueden mejorar la nutricion en Vitamina A y hierro de las mujeres en periodo de lactancia.**

Capítulo 12-- Té de Mora (Morus alba)

"Enfermedad o dolencia es solamente la advertencia de la naturaleza que la suciedad se ha acumulado en una parte u otra del cuerpo; y seguramente sera parte de la sabiduría que permitira que la naturaleza elimine la suciedad, en lugar de cubrirla con la ayuda de medicamentos."

~ Mahatma Gandhi

Resumen:

La Mora originalmente se utilizó para hacer la seda en Cachemira. Actualmente se utiliza en las mermeladas y té. La investigación reciente ha demostrado su valor como una ayuda medicinal.

Componentes Claves:

- **Vitaminas A, C, E, K**
- **Folatos, Niacina, Piridoxina , Riboflavina**
- **Calcio, Cobre, Hierro, Magnesio, Selenio, Zinc**

Usos Tradicionales: Té de mora se ha utilizado tradicionalmente para ayudar con la diabetes tipo 2, colesterol alto, y para pacientes con deficiencias de calcio.

Usos de Investigación: Diabetes tipo 2, Antioxidante

Evidencia:

1. **Estudio de Investigación 1—Utilizando 48 pacientes, 20 recibieron té solo, mientras que los otros 28 se les dio té de mora. El objetivo del estudio fue conocer el efecto del té de mora en la glucemia en ayunas y los niveles postprandiales. El estudio mostró un cambio significativo en el nivel postprandial en respuesta al té de mora. Se concluyó que el té de mora suprime el aumento postprandial de los niveles de glucosa en la sangre después de 90 minutos de consumo.**

2. **Estudio de Investigación 2-- El estudio tuvo como objetivo examinar el extracto de hoja de mora con**

contenido enriquecido de 1- desoxinojirimicina sobre el control glucémico postprandial en sujetos con el metabolismo de la glucosa dañado. Se llegó a la conclusión de que la ingestión a largo plazo de extracto de hoja de mora con contenido enriquecido de 1-desoxinojirimicina podría dar lugar a una mejora en el control glucémico postpradial en individuos con prediabetes y diabetes leve.

3. **Estudio de Investigación 3-- Extracto de hoja de mora se puso a prueba para determinar su importancia como antioxidante. El estudio concluyó que hojas de mora protegen eficazmente los glóbulos rojos humanos contra el daño de los radicales oxidativo inducido. Evidencia dispuso que el extracto de hoja de mora y los flavonoides tienen una excelente actividad antioxidante.**

Capítulo 13—Neem (Azadirachta indica)

"La tierra no tiene dolor que la tierra no pueda curar."

~ John Muir

<u>Resumen:</u> Neem o Azadirachta indica es considerada una de las plantas más importantes de la India. Cada parte del árbol tiene un valor medicinal significativo. Sus cualidades antibacterianas están documentados en textos antiguos. Los europeos a menudo se refieren al aceite de neem como margosa. Neem se utiliza en la agricultura, para el hogar, y con fines medicinales.

<u>Usos Tradicionales:</u> Neem es muy comúnmente utilizado para la salud oral, incluyendo el tratamiento de la placa y la gingivitis. Tambien se ha utilizado como un astringente, antiséptico, insecticida, anti- patógeno, diurético, sedante, y anti- úlcera.

Componentes Claves:

Nimbidina, Sodio, Nimbolide, Gedonin, Azadiractina, Mahmoodin, ácido gálico, epicatequina, y catequina.

Usos de Investigación:

La gingivitis, el VIH / SIDA

Evidencia:

1. Estudio de Investigación 1: Utilizando 45 pacientes con placa inducida por la gingivitis, este estudio examinó el impacto de neem en la salud oral. El estudio demostró una reducción significativa de los índices de sangrado y de placa gingival, con menos efectos secundarios que la clorhexidina.

2. Estudio de Investigación 2: Utilizando 60 pacientes con VIH / SIDA, se realizó un estudio para evaluar la eficacia del extracto de hoja de Neem. El estudio

concluyó que había una mejoria significativa en el recuento de células CD4 en 50 de los pacientes a las 12 semanas. También se encontró una disminución de patologías relacionadas con el VIH / SIDA, aumento en el peso corporal, aumento de la concentración de hemoglobina, y un diferencial en el recuento de linfocitos. No se informaron efectos secundarios adversos. Este mismo estudio analizó el impacto de la medicina herbal tradicional de Sudáfrica en pacientes con VIH / SIDA, y se llegó a la conclusión de que la medicina herbal fue muy eficaz y podría ser utilizado como medicina complementaria o alternativa en el tratamiento del VIH / SIDA, a menudo mejorando la apariencia física, el apetito, la desaparición de marcas de la piel y el aumento de peso.

Capítulo 14—Guanábana (Annona muricata)

"Mira profundamente, muy profundamente en la naturaleza, y entonces comprenderás todo mejor"

~Albert Einstein

Resumen: La Guanábana o Annona muricata es originaria de América del Sur, África y el Sudeste Asiático. Se come a menudo como una fruta, y el sabor puede ser descrito como una mezcla entre una piña y una fresa. Las hojas se utilizan con fines medicinales.

Componentes Claves:

- Vitaminas A, B6, C, D, E, K
- Tiamina, Riboflavina, Niacina, Folato
- Calcio, Hierro, Magnesio, Fósforo, Potacio, Sodio, Zinc, Cobre, Selenio

Usos Tradicionales:

La Guanábana es comúnmente asociado con el tratamiento del cáncer, ácido úrico, dolor de espalda, el eczema, el reumatismo, la diabetes y el estreñimiento.

Usos de Investigación: Cáncer de pulmón

Evidencia:

1. **Estudio de Investigación 1: Este estudio fue diseñado para evaluar los mecanismos moleculares del extracto de las hojas de la guanábana acetato de etilo contra las células de cáncer de pulmón (A549). Se utilizaron células de cáncer de pulmón humano. El estudio concluyó que el extracto de acetato de etilo de Annona muricata (guanábana) inhibió el crecimiento de células de cancer pulmonares A549.**

2. **Estudio de Investigación 2: Este estudio tuvo como objetivo determinar los efectos de los extractos de Annona muricata en células de HL-60. Los extractos de**

las hojas, ramas y raíces de guanábana se utilizaron en células de la leucemia promielocítica humana (HL -60). El estudio concluyó que la guanábana exhibe un efecto antiproliferativo en células de HL-60. Los datos sugieren que un potencial de estos extractos pueden actuar como agentes de quimioterapia y la actividad citostática en células de HL-60.

Capítulo 15—Jamaica (Hibiscus sabdariffa)

"Hay una nueva vida en el suelo para cada hombre. Hay curación en los árboles para las mentes cansadas y para nuestros espíritus sobrecargados, hay fuerza en las colinas, si solamente levantaramos los ojos. Recuerde que la naturaleza es su gran restaurador."

~ Calvin Coolidge

Resumen: La Jamaica o Hibiscus sabdariffa se cree que se originó en el Pacífico, y se denomina ocasionalmente como Rosemallow. A menudo se utiliza como planta decorativa, debido a su superficie brillante. Hojas de jamaica se han molido para el uso en las cosas como champú asta diferentes tintes de color.

Usos Tradicionales: La jamaica se utiliza tradicionalmente para tratar la presión arterial alta y como un diurético

Componentes Claves:

- **Vitaminas A, A RAE, C, E**
- **Riboflavina, Tiamina, Betacaroteno**
- **Calcio, Cobre, Hierro, Magnesio, Fósforo, Potacio, Selenio, Sodio, Zinc**

Usos de Investigación: La hipertensión y la obesidad

Evidencia:

1. **Estudio de Investigación 1-- Utilizando 36 sujetos, un estudio doble ciego y aleatorizado se llevó a cabo, con la mitad de los participantes recibiendo un placebo. Los datos mostraron que el consumo de extracto de jamaica sabdariffa redujo el peso y grasa corporal, el índice de masa corporal, y la proporción de la cintura a cadera. Pruebas demostraron un potencial de que el extracto de jamaica sabdariffa puede ser utilizado para prevenir la obesidad y el hígado graso no alcohólico.**

2. **Estudio de Investigación 2-- Utilizando 65 adultos, entre las edades de 30 y 70, con pre o hipertensión leve, este estudio se centró en la capacidad de la jamaica para disminuir la presión arterial. El estudio demostro que el consumo diario de té de jamaica en una cantidad fácilmente incorporado en la dieta, disminuye la presión arterial y puede resultar una pieza efectiva de cambios en la dieta recomendada para las personas con hipertensión.**

Capítulo 16—Ginkgo Biloba

"...Y el fruto será para comer, y asi mismo la hoja para la medicina."

~ Ezekiel 47:12

Resumen: Ginkgo Biloba, también conocido como el árbol de ginkgo, es la fuente árbol vivo más antiguo. La medicina china ha utilizado el ginkgo desde la historia antigua. La investigación moderna se centra en el potencial de Extracto de Ginkgo Biloba para ayudar con los síntomas asociados con la enfermedad del Alzheimer. Las hojas de ginkgo tienen flavonoides y terpenoides, ambos antioxidantes.

Usos Tradicionales:

Ginkgo se ha utilizado tradicionalmente para tratar enfermedades de la sangre, salud de las venas, salud ocular y la demencia.

Componentes Claves:

- **Ginkgólidos A, B, C, J, M**
- **Bibobetin, Ginkgetin, Isoginkgetin, Scieadopitysin, Proantocianidinas, Acido de Ginkgo, Carotenoides, Bilobalode**

Usos de Investigación:

Deterioro cognitivo leve y la enfermedad de Raynaud

Evidencia:

1. **Estudio de Investigación 1-- Utilizando 160 pacientes con deterioro cognitivo leve, se llevó a cabo un estudio doble ciego. Los resultados demostraron una mejoria del deterioro cognitivo leve en los pacientes, además de ser seguro y bien tolerado.**

2. **Estudio de Investigación 2-- Utilizando 22 pacientes con la enfermedad de Raynaud, extracto de Gingko Biloba**

se utilizó para investigar la posibilidad de su uso en el tratamiento. Los pacientes se dividieron en 2 grupos, uno con extracto de gingko biloba receptora de 120 mg tres veces al día, y el otro recibiendo un placebo. Ninguno de los grupos demostró efectos secundarios significativos. El estudio concluyó que el uso de gingko biloba redujo el número de ataques por día en un 56% en pacientes con la enfermedad de Raynaud.

Capítulo 17—Jengibre (Zingiber officinale)

"Dios que envía la herida lanza la medicina"

~ Miguel De Cervantes

Resumen: Jengibre o Zingiber officinale se usa más comúnmente en los alimentos y bebidas. Históricamente, su uso se remonta a los 2,500 años en China e India. La medicina china a menudo se refiere a jengibre como una manera de calentar el cuerpo.

Componentes Claves:

- Vitaminas A IU, B6, C, K, RAE
- Tiamina, Riboflavina, Niacina , Folato DFE
- Calcio, Hierro, Magnesio, Fósforo, Potacio, Sodio, Zinc

Usos Tradicionales: Las sociedades antiguas utilizaban el jengibre para tratar las náuseas, dolores de cabeza, reumatismo, y los resfriados. Usos más recientes incluyen

tratamientos para el mareo, náuseas post- quirúrgicas, náuseas inducidas por la quimioterapia, y la osteoartritis.

Usos de Investigación:

Las náuseas y los vómitos durante el embarazo y la migraña común

Evidencia:

1. **Estudio de Investigación 1—Utilizando 120 mujeres embarazadas con síntomas de náuseas y vómitos leves a moderados antes de las 16 semanas de gestación, el jengibre fue probado como un posible tratamiento. Las mujeres se dividieron en un grupo de placebo y otro grupo de control. Las mujeres registraron sus náuseas y vómitos durante 3 días y luego recibieron cápsulas de jengibre o un placebo durante 4 días. El estudio demostró que el jengibre es eficaz para reducir las**

náuseas y los vómitos en el embarazo de mujeres antes de las 16 semanas de gestación.

2. **Estudio de Investigación 2-- Utilizando 100 pacientes, que sufren de migrañas comunes, se utilizó polvo de jengibre durante un mes en una prueba doble ciega, aleatorizada, controlada y clínica. El estudio concluyó que los productos de jengibre son una opción favorable para el tratamiento de la migraña aguda. Se recomienda para los pacientes que se les incómoda o que responden mal a otros medicamentos.**

Capítulo 18—Canela (Cinnamomum verum)

"La medicina es no sólo una ciencia; También es un arte. No consiste de agravar las píldoras ni los yesos; se trata de los mismos procesos de la vida, que deben entenderse antes de que puedan ser guiados."

~ Paracelsus

<u>Resumen:</u> La Canela o Cinnamomum verum es una especia árbol nativo de Sri Lanka y muy cultivada en la India. Se ha utilizado en la cocina, productos farmacéuticos y en la perfumería. Es más conocido por el sabor dulce de su corteza.

<u>Componentes Claves:</u>

- **Vitaminas A RAE, A IU, B6, C, E**
- **Tiamina, Riboflavina, Niacina , Folato DFE**
- **Calcio, Hierro, Magnesio, Fósforo, Potacio, Sodio, Zinc**

Usos Tradicionales:

La canela es tradicionalmente utilizada para aliviar las quejas del intestino, dispepsia, flatulencia, diarrea, vómitos y otros trastornos digestivos y problemas gastrointestinales.

Usos de Investigación:

Dismenorrea y la diabetes tipo 2

Evidencia:

1. **Estudio de Investigación 1-- Utilizando 114 pacientes en total, todos siendo estudiantes universitarios iraníes femeninas, un estudio aleatorizado y doble ciego se realizó para comparar el efecto de la canela y el ibuprofeno para el tratamiento de la dismenorrea. El estudio mostró que la canela reduce significativamente la gravedad y la duración del dolor durante la menstruación, pero menos que iboprofen. La canela, sin embargo, se puede utilizar como un tratamiento seguro**

y no farmacológico principalmente para el dolor de la dismenorrea en las niñas jovenes.

2. **Estudio de Investigacion 2—Utilizando 60 pacientes con diabetes tipo 2, incluyendo 30 hombres y 30 mujeres, se realizó un estudio para examinar el impacto de la canela sobre la glucosa y los lípidos. Los resultados demostraron que el consumo de 1, 3, o 6 gramos de canela al día reduce la glucosa sérica, triglicéridos, colesterol LDL, y colesterol total en personas con diabetes tipo 2. Este estudio sugiere que la canela en la dieta de las personas con diabetes tipo 2 puede reducir los factores de riesgo asociados con la diabetes y las enfermedades cardiovasculares.**

Capítulo 19—Alfalfa (Medicago sativa)

"Acerca los medicamentos que se beben o se aplican a las heridas vale la pena aprender de todo el mundo; personas no descubren éstos por el razonamiento, pero por la casualidad, y los expertos no más que los legos."

~ Hippocrates

Resumen: Alfalfa o Medicago sativa es más comúnmente utilizado hoy en día como un alimento. Se ha utilizado con fines medicinales, sin embargo, desde hace siglos en la cultura China, Nativo Americano, y en la India para tratar todo tipo de forúnculos asta la promoción de la coagulación de la sangre. Las culturas miraban al crecimiento del granado, que se alimentaba de la alfalfa, como prueba de sus beneficios medecinales.

Componentes Claves:

- **Vitaminas A IU, A RAE, B6, C, E, K**

- **Tiamina, Riboflavina, Niacina, Folato DFE**
- **Calcio, Hierro, Magnesio, Fósforo, Potacio, Sodio, Zinc**

Usos Tradicionales: **Alfalfa se ha utilizado y vinculado para el alivio de ciertas dolencias, incluyendo la artritis, el asma, trastornos de la sangre, alergias, indigestión, inflamación, ictericia, trastornos del riñon, apoyo nutricional, problemas menopáusicos, y trastornos de la próstata.**

Usos de Investigación:

Metabolismo del colesterol, hiperlipoproteinemia tipo II

Evidencia:

1. **Estudio de Investigación 1-- Este estudio se realizó para evaluar los efectos de las semillas de alfalfa sobre el metabolismo del colesterol. El estudio concluyó que las concentraciones de colesterol en plasma se redujeron durante la ingestión de dietas que contienen semillas de alfalfa.**

2. Estudio de Investigación 2-- Utilizando 15 pacientes con hiperlipoproteinemia, se utilizaron semillas de alfalfa para evaluar el impacto sobre el colesterol de lipoproteínas de baja densidad. El estudio concluyo que las semillas de alfalfa se pueden añadir a la dieta para ayudar a normalizar las concentraciones de colesterol en suero en pacientes con hiperlipoproteinemia tipo II.

Capítulo 20—Guinea Hen Weed (Petiveria alliacea)

"La vida no es vivir, si no vivir en la salud"

~ Marcus Valerius Martialis

Resumen: La Guinea Hen Weed o Petiveria alliacea es un arbusto nativo de la selva tropical de las Amazonas. A menudo es conocido por sus sustancias activas incluyendo saponinas, alcaloides, flavonoides, taninos, sulfuros y cumarinas.

Componentes Claves:

- Allantion, astilbina, ácido Barbinervic, Benzylhydroxytrisulfide, cumarina, Daucusterol, Dibencil Sulfuro, Engletin, Friedelinol, Ilexgenin A, Leridal, lignócerico, ácido linoleico, myricitrina, ácido nonadecanoico, ácido oleico, ácido palmítico, Petiveral

Pinitol, Proline sitosterol, ácido esteárico, Tritiolaniacine

Usos Tradicionales:

Guinea Hen Weed más a menudo se ha asociado con el tratamiento del cáncer, leucemia, tumores de estómago y tumores de mama.

Usos de Investigación:

Contra el cáncer, el VIH / SIDA

Evidencia:

1. **Estudio de Investigación 1—Dr. Henry Lowe descubrió que Guinea Hen Weed contiene una molécula bioactiva que ataca y destruye las células cancerosas mediante la inhibición de la quinasa. Su investigación se llevó a cabo en la Universidad de Maryland.**
2. **Estudio de Investigación 2—Dr. Henry Lowe y su equipo creó este estudio para analizar la actividad del anti- VIH - 1 de Guinea Hen Weed y sus metabolitos. El**

estudio concluyó que ahora hay pruebas que proporciona las propiedades medicinales de Guinea Hen Weed, por lo que lo hace popular en Jamaica y el Caribe, y puede que tenga un potencial terapéutico contra el VIH -I.

Capítulo 21—Manzanilla (Matricaria chamomilla)

"La naturaleza no se apresura, aun asi todo es realizado."

~ Lao Tzu

<u>Resumen:</u> La Manzanilla o Matricaria chamomilla fue utilizado entre los antiguos egipcios, griegos y romanos para ayudar a calmar los nervios. La investigación moderna ha demostrado la presencia de apigenina, un agente anti - ansiedad que se dirige a la misma parte del cerebro que muchos sedantes recetados comúnmente.

<u>Componentes Claves:</u>

- **Vitamina A**
- **Folato, Colina**
- **Calcio, Hierro, Magnesio, Potacio, Sodio, Zinc, Manganeso, Fluoruro**

Usos Tradicionales: La mazanilla es comunmente utilizada para la relajación, la indigestión, la tos, la bronquitis, la inflamación, erupciones en la piel e irritaciones.

Usos Tradicionales:

Sistema inmunológico, lucha contra las infecciónes, insomnio, antidepresivo

Evidencia:

1. Estudio de Investigación 1-- Este estudio evaluó el impacto de té de Manzanilla en el sistema inmunológico y en el combate contra las infecciones asociadas con el resfriado común. 14 voluntarios participaron en el estudio, teniendo muestras diarias de orina tomadas y analizadas. Los resultados mostraron que el consumo de té de Manzanilla esta asociado con un aumento significativo en los niveles urinarios de hipurato y glicina, que se han relacionado con un aumento de actividad antibacteriana.

2. **Estudio de Investigación 2-- El té de Manzanilla se utilizó en 10 pacientes cardiacos para la ayuda a dormir para el insomnio. Todos los pacientes cayeron en un ciclo de sueño profundo, que duro al menos 90 minutos.**

3. **Estudio de Investigación 3-- Utilizando 57 participantes en un estudio doble ciego, aleatorizado, y controlado con placebo los investigadores examinaron la anti-ansiedad y acciones antidepresivas del extracto de manzanilla oral. El estudio demostró que la Manzanilla puede producir un efecto antidepresivo clínicamente significativa en los seres humanos.**

Capítulo 22—Incienso (Boswellia)

"De una pequeña semilla un poderoso tronco puede crecer."

~ Aeschylus

Resumen: El Incienso o Boswellia, también llamado como olíbano, se utiliza con mayor frecuencia en los perfumes, los rituales religiosos, y la aromaterapia. El comercio histórico del incienso se centró en el actual Omán. El aceite se obtiene por destilación de vapor de la resina seca.

Componentes Claves:

- Olibanol, Cadinene, Canfeno , Dipenteno, Pineno, Felandreno

Usos Tradicionales: El incienso se conoce medicinalmente para actuar como un antiséptico,

descongestionante y expectorante. En algunas culturas se ha utilizado para aliviar el dolor menstrual, curar infecciones urinarias, y curar heridas.

Usos de Investigación:

La gingivitis y la osteoartritis

Evidencia:

1. **Estudio de Investigación 1-- Utilizando 90 mujeres estudiantes de secundaria, se llevó a cabo este estudio para determinar los efectos de incienso en el tratamiento de la gingivitis, una enfermedad inflamatoria del tejido periodontal. Los resultados mostraron que las propiedades del extracto de incienso eran anti- inflamatorias y podrían aplicarse factiblemente y seguramente para mejorar la salud de las encías.**

2. **Estudio de Investigación 2—Utilizando 30 pacientes con osteoartritis de rodilla, un ensayo fue hecho para determinar el impacto de incienso. Los pacientes se dividieron en dos grupos, un grupo recibió 333 mg de incienso y el otro grupo recibió un placebo. El estudio concluyo que el grupo que tomó incienso reportaron menos dolor en la rodilla, una mejor movilidad y la capacidad de caminar distancias más largas que los que tomaron el placebo.**

Capítulo 23—Ginseng de Alaska (Oplopanax horridus)

"Un hombre puede estimar a sí mismo feliz cuando lo que es su comida es también su medicina."

~Henry David Thoreau

Resumen: **Ginseng de Alaska o Oplopanax horridus proviene de un pequeño arbusto que crece en la costa de Alaska. Ha sido utilizado por tribus nativas de Alaska y Columbia Británica para fines medicinales y espirituales.**

Componentes Claves:

- **Polyynes, glucósidos, polienos, lignons**
- **Falcannol , Falcarindiol, Oplopandiol, Oplopandiol Acetato, Octadecadiene, saponinas, Oploponphesides, Neroplomacrol, Neroplofurol, Sesamin**

<u>Usos Tradicionales</u>: La planta de Alaska Ginseng más a menudo se ha utilizado para tratar el dolor de garganta, resfriados, fiebre, problemas de estómago, tos, quemaduras, inflamación de los ganglios, y el estreñimiento.

<u>Usos de Investigación:</u> Cáncer de ovario y cáncer colorectal

<u>Evidencia:</u>

1. **Estudio de Investigación 1--Este estudio utilizó extracto de Oplopanax horridus para tratar las células de ovario humano. Datos mostraron que el extracto de Oplopanax horridus inhibió la proliferación de líneas celulares de cáncer de ovario humano.**

2. **Estudio de Investigación 2-- Este estudio evaluó la actividad de quimioprevención Oplopantriol A, un compuesto aislado de Oplopanax horridus (Ginseng de**

Alaska). El estudio mostró un significativo anti- tumor y efectos anti- proliferativos.

3. **Estudio de Investigación 3-- En este estudio se aisló 3 polyynes bien conocidos de Oplopanax horridus, y se aplicó contra los microorganismos, uno de ellos siendo Tuberculosis Micobacteriana. El estudio llegó a la conclusión de que todos los polyynes presentaron más anti- cándida, antibacteriana, y la actividad antimycobacterial, con la capacidad de matar la tuberculosis micobacteriana.**

Capítulo 24—Ajo (Allium sativum)

"Escalar las montañas y obtener sus buenas noticias. La paz de la naturaleza fluirá en usted como un sol fluye en los árboles. Los vientos soplarán su frescura en vosotros, y las tormentas su energía, mientras que los cuidados se caerán como hojas de otoño. A medida que la edad se enciende, una fuente de placer tras otra está cerrada, pero fuentes de la naturaleza nunca fallan."

~ John Muir

Resumen: El Ajo o Allium sativum ha sido históricamente documentado en Asia Central, China, India, e incluso por los sumerios. Desempeñó un papel crucial en las sociedades egipcia y romana.

Componentes Claves:

- Vitaminas A IU, A RAE, B6, K

- **Tiamina, riboflavina, niacina, ácido fólico**
- **Calcio, Hierro, Magnesio, Fósforo, Potacio, Sodio, Zinc**

Usos Tradicionales: El ajo se ha utilizado históricamente como un antibacteriano, antiviral, antifúngica, y antiprotozoarios. También se ha usado para la enfermedad cardiovascular y para mejorar el sistema inmunológico.

Usos de Investigación: El síndrome metabólico, La diabetes tipo 2

Evidencia:

1. **Estudio de Investigación 1-- Utilizando 43 participantes, un ensayo doble ciego, cruzado, aleatorizado, y controlado con placebo, se llevó a cabo para evaluar el efecto del extracto de ajo envejecido en los factores de riesgo cardiovasculares del síndrome metabólico. No se reportaron efectos secundarios graves. Los resultados mostraron que el extracto de ajo envejecido aumento los**

niveles plasmáticos en pacientes con síndrome metabólico, lo que sugiere que el extracto de ajo envejecido es una intervención terapéutica útil para aumentar la adiponectina y para prevenir las complications cardiovasculares.

2. Estudio de Investigación 2-- Utilizando 60 pacientes con diabetes mellitus tipo 2 y la obesidad, este estudio se realizó para evaluar el impacto de ajo en los síntomas asociados. El estudio concluyó que tanto Metaformin solo, y con ajo, reduce la glucosa en la sangre en ayunas significativamente. El ajo se ha demostrado que tiene propiedades anti- hiperglucémicos y reductores de lípidos. El estudio sugiere ajo para ser un agente útil en la mejoria de un buen control glucémico y la prevención de complicaciones a largo plazo.

Capítulo 25—Mirra (Commiphora myrrha)

"El olvidar cómo excavar la tierra y cuidar el suelo es olvidarnos de nosotros mismos"

~ Mahatma Gandhi

<u>Resumen:</u> La Mirra o Commiphora myrrha crece principalmente en el este de África, Península Arábica, y la India. Tiene propiedades antibacterianas, antifúngicas, antiinflamatorias, antivirales, y analgésicas.

<u>Componentes Claves:</u>

- **Myrrholic (ácido), cinámico, cumínico, eugenol, cadinène, dipenteno, heerabolene, limoneno, pineno**

<u>Usos Tradicionales:</u>

En la medicina tradicional, mirra ha sido asociado con propiedades antibacterianas, incluyendo el tratamiento de

Staphylococcus y la enfermedad del tracto gastrointestinal. También se cree que actúa como un agente contra el cáncer.

Usos de Investigación:

Colitis ulcerosa, Estomatitis aftosa recurrente

Evidencia:

1. Estudio de Investigación 1-- Este estudio se realizó para comparar la eficacia de la mirra en el mantenimiento de la remisión en pacientes con colitis ulcerosa. El estudio concluyó que la preparación a base de hierbas de la mirra, extracto de manzanilla, y el carbón vegetal café es bien tolerado y demostró un buen perfil de seguridad.

2. Estudio de Investigación 2-- Este estudio evaluó la eficacia y seguridad de los geles orales naturales que contienen Aloe Vera o mirra en la gestión de Menores Estomatitis Aftosa Recurrente. 90 sujetos participaron.

2 nuevos geles naturales que contienen Aloe Vera y la mirra se prepararon con un placebo. Los resultados sugieren que un enfoque de la medicina a base de hierbas puede ofrecer una terapia alternativa. Tanto Aloe Vera como la mirra mostraron ser eficaces. Aloe Vera fue superior en la disminución de tamaño de la úlcera, y mirra resultó en más reducción del dolor. No se reportaron efectos secundarios.

Capítulo 26—Testimonios

"No busquen el favor de la multitud; rara vez se obtuvo por medios honestos y legales. Pero buscar el testimonio de unos pocos; y el número no voces, pero pesenlos."

~ Immanuel Kant

Los testimonios a continuación son de clientes que han utilizado mis productos. Mi empresa, The Shepherd's Harvest, LLC ofrece los mejores suplementos nutricionales de calidad y tés de hierbas. Información se puede encontrar en mi página web www.theshepherdsharvest.com, Vía teléfono al 800-487-9035, o vía correo electrónico al salesinfo@nutritionworldstore.com.

Minnie Aikens
Propietario—Busy As A Bee
Winston Salem, North Carolina

He estado tomando los productos de The Shepherd's Harvest durante casi dos años, y realmente puedo notar una diferencia en mi salud en general. Mi presión arterial se ha estabilizado, tengo más energía durante el día, y puedo dormir bien por la noche. He estado tomando la Moringa en polvo, y el Suplemento de moscatel. Soy propietaria de una pequeña empresa, por lo que mi negocio requiere horas largas, necesito grandes productos para mantenerme saludable y con energía.

Vern Switzer
Farmer, Author, Businessman
Rural Hall, North Carolina

He estado usando Moringa en polvo de The Shepherd's Harvest durante más de dos años, y siento que corrigió todo los problemas que tuve, incluyendo mi presión arterial, el colesterol, y mis niveles de energía. Siento que Moringa puede corregir todo lo que está mal con usted, y si no hay nada malo, previene de que algo salga mal.

Carmen Lee
Black Shopping Channel
London, England

Mi energía era muy baja, y yo no dormía tan bien en la noche, así que fui a ver a mi médico. Me recomendó un análisis de sangre, que mostró que estaba anémico. Yo había oído hablar de la Moringa de The Shepherd's Harvest, así que empecé a beber el té y tomar el polvo. Después de aplicar sistemáticamente el producto, me di cuenta que mis niveles de energía se incrementaron durante el día, y yo estaba durmiendo mejor por la noche. 2 meses después volví a mi médico, y me puso a prueba una vez más, me informó que ya no estaba anémico. Sé por un hecho, fue la Moringa.

Elisa Burgos
Editor, Tu Salud Magazine
San Juan, Puerto Rico

El té de Moringa de The Shepherd's Harvest es una elección perfecta para una bebida caliente, relajante o refrescante, especialmente cuando se llena con un poco de fruta fresca! Me gusta la forma en que proporciona un agradable y limpio sabor recordativo ligeramente al té verde y al aroma de hierbas frescas. Proporciona un buen impulso de energia alerta y tranquila a mi día sin ningún tipo de cafeína, y realmente apreciamos el compromiso de calidad de esta marca. Gracias, The Shepherd's Harvest!

Maria Schuberth
Black Shopping Channel
Caracas, Venezuela

El té de Moringa de The Shepherd's Harvest realmente ha cambiado mis patrones de sueño. Una vez que empecé a beber el té, dormía mucho mejor por la noche, y era más productivo en el trabajo durante el día. También me ayudó con el dolor articular leve. Beber The Shepherd's Harvest ha sido una gran

elección para mí. Lo he recomendado a otros miembros de la familia también.

Joan Penn
Propietario/ Nature's Way Healh Food Stores
Tortola, British Virgin Islands

Como gerente responsable de la operación exitosa de tres tiendas, mi nivel de energía se estába agotando. Empecé a tomar Moringa cuando David me lo introdujo en el 2013. Dentro de los tres días empecé a sentir mi nivel de energía crecer. A medida que continuaba utilizando la Moringa, mi nivel de energía se ha mantenido de manera constante. Se lo presenté a mis clientes y han reportado excelentes resultados en su uso. Gracias David por la Moringa de The Shepherd's Harvest.

George Wallace
Propietario de Empresa
High Point, North Carolina

Como un diabético de tipo II, estaba acostumbrado a parar todos los días porque mi azúcar en la sangre caía. Tenia que poner mi negocio en espera, mientras que tenia que cuidar de mi azúcar en la sangre baja. Empecé a beber el lujoso té diabético de The Shepherd's Harvest dos veces al día, y rápidamente descubrí que mi normalmente "tiempo de caída de azúcar en la sangre" pasaría sin ningun guiño. Seguí bebiendo, y un día después del trabajo, me fui a casa sintiendome tan bien que por primera vez, trabajé en mi jardín hasta 9 p.m. Tuve la conciencia de que ya no tenía una sensación nerviosa. Tenía que ser el té! Siento que el té me ha facultado en mi vida personal y mi vida de negocios.

Delxino Wilson de Briano
Presidente TAG TEAM MARKETING/ Black Business Network

Atlanta, Georgia

He tenido el placer de trabajar con David Grissett y The Shepherd's Harvest desde hace un año. La experiencia ha sido FENOMENAL. David es sencillamente un hermano INCREIBLE. Su increíble conocimiento de la nutrición y la pasión sincera de ayudar a los demás es insuperable. Como resultado, los miembros de nuestro Black Business Network lo AMAN, y tienen miles y miles de dólares comprados en sus increíbles productos nutricionales. El éxito que está teniendo con sus productos es igualmente impresionante. David Grissett es el VERDADERO auténtico!

Glosario

<u>Adiponectina</u>-- Una hormona proteica producida y secretada exclusivamente por los adipocitos (células grasas) que regula el metabolismo de los lípidos y la glucosa

<u>Adjuvante</u>-- Un tratamiento que mejora un régimen médico existente

<u>Alcaloides</u>-- Grupo de compuestos químicos que ocurren naturalmente y contienen basicamente en su mayoria átomos de nitrógeno.

<u>Alquinos</u>-- Moléculas orgánicas hechas de los enlaces triples grupo de funcion de carbono- carbono

<u>Alvéolo</u>-- Cualquiera de los muchos pequeños sacos de aire en los pulmones, donde el intercambio de oxígeno y dióxido de carbono se lleva a cabo

<u>Aminoácidos</u>-- Compuestos orgánicos que se combinan para formar proteínas

Antimicrobiano-- Destruir o inhibir el crecimiento de microorganismos, especialmente los microorganismos patógenos

Antimycobacterial-- Fármacos utilizados en el tratamiento de enfermedades causadas por los miembros del género Mycobacterium, incluyendo la tuberculosis (TB)

Antioxidante-- Una sustancia que inhibe la oxidación

Ansiolítico-- Un medicamento u otra intervención que inhibe la ansiedad

Laxante-- Algo que se usa para aliviar el estreñimiento

Estomatitis aftosa-- Una enfermedad que causa la aparición de pequeñas úlceras en la boca, dentro de los labios, las mejillas, y en la lengua.

Apoptosis-- El proceso de muerte celular programada

Acuoso-- De o que contiene agua, típicamente como un disolvente o medio

Aura-- El exclusivo ambiente o la calidad que parece rodear y ser generada por una persona, cosa o lugar

Bacilo-- Una bacteria en forma de barra, causante de enfermedad

Bacillus subtilis-- Una especie bacteriana que se encuentra en el suelo y en la materia orgánica de la descomposición

Benigno-- Se refiere a una condición, tumor o crecimiento que no es canceroso

Bioactivo-- Tener un efecto sobre un organismo, tejido o célula viva

Candida-- Un género de levaduras que puede causar infecciones fúngicas

Cesárea—Una operación por la que un feto es tomado desde el útero cortando a través de las paredes del abdomen y el útero
Colorrectal-- Relacionados con o que involucran el colon y el recto

Comórbida-- Existiendo simultáneamente con, y por lo general con independencia de, otra condición médica

Proteína C-reactiva-- Una proteína pentamica en forma de anillo que se encuentra en el plasma sanguíneo; los niveles aumentan en respuesta a la inflamación

Citotoxicidad-- Tóxico para las células

Placa dental-- Una masa de bacterias que crece en las superficies dentro de la boca

Dérmico-- Relacionado con la piel, especialmente la dermis

Dibencil trisulfuro-- Un compuesto que se encuentra en la Guinea Hen Weed, que se cristaliza en forma de folletos, con un punto de fusión de 71-72 grados Celsius

Dismutasa-- Cualquier grupo de enzimas que tienen la capacidad de catalizar la reacción de dos moléculas del mismo compuesto para producir dos moléculas en la oxidación de dos diferentes

Diurético-- Una sustancia que causa un aumento de la micción

Estudio Doble Ciego-- Un estudio médico en el que tanto los sujetos participantes y los investigadores no estan conscientes de que se ha dado el medicamento o procedimiento experimental

Dismenorrea-- La aparición de calambres dolorosos asociados con la menstruación

Eficacia-- La capacidad de producir un resultado deseado o previsto

Elixir-- Una poción medicinal o mezcla

Enzima-- Catalizadores biológicos y macromoleculares que aceleran o catalizan reacciones químicas

Escherichia coli--Abreviado como E. coli, una bacteria que se encuentra en el ambiente, alimentos y tracto intestinal de personas y animales

Flavonoides-- Un grupo de metabolitos de plantas piensa que brinda beneficios para la salud a través de las vías de señalización celular y efectos antioxidantes

Flocular-- Formar o hacer que se formen en pequeños grumos o masas

Radicales libres-- Cualquier átomo o molécula que contiene un solo y desapareado electron en una carcasa exterior; puede ser formado cuando el oxígeno interactúa con ciertas moléculas

Gestación—El proceso de llevar

Gingivitis-- Inflamación de las encías

Glucosa-- Un azúcar simple que es una importante fuente de energía en los seres vivos, a menudo un componente de muchos carbohidratos

Glicación-- El resultado de la unión típicamente covalente de una molécula de proteína o lípido con una molécula de azúcar, tal como la fructosa o glucosa

Ham-D-- Escala de Hamilton Depression Rating; diseñado para evaluar la severidad de la depresión en los pacientes

HCT-116-- Una de las tres cepas de células malignas aisladas con carcinoma de colon

Terapia con helmintos--Un experimento tipo inmunoterapia, que implica el tratamiento de la enfermedad autoinmune y los trastornos inmunes

Hernia-- Un saco formado por el revestimiento de la cavidad abdominal (peritoneo)

Hirsutismo-- El crecimiento anormal del pelo en la cara y el cuerpo de una persona, especialmente en las mujeres

Células HL -60-- Células de leucemia promielocítica humana

Hidrocele-- La acumulación de líquido grave en el cuerpo

Hiperglucemia-- Un exceso de glucosa en el torrente sanguíneo, a menudo asociado con la diabetes mellitus

<u>Hipertensivo</u>-- Tener presión arterial anormalmente alta (hipertensión)

<u>Hipoglucemia</u>-- Deficiencia de glucosa en el torrente sanguíneo

<u>In Vitro</u>-- Los estudios que se realizan con células o moléculas biológicas fuera de su entorno biológico normal; En ensayo de vidrio

<u>In Vivo</u>-- Prueba en todo organismo vivo, por lo general los animales, incluyendo seres humanos

<u>Ictericia</u>-- Una condición médica donde se da el color amarillo de la piel o el blanco de los ojos

<u>Tensión jr-csf</u>-- Variante del VIH tipo 1

<u>Quinasas</u>-- Un tipo de enzima que cataliza la transferencia de grupos fosfatos desde alta energía

<u>Colesterol LDL</u>-- denominado como "Colesterol malo", colesterol LDL se acumula en las paredes de los vasos sanguíneos, causando la obstrucción

<u>Lípidos</u>-- Cualquier grupo grande de compuestos orgánicos que son aceitosos al tacto que se disuelven en alcohol pero no en agua

<u>Esteatosis hepática</u>-- Una acumulación de grasa en el hígado

Síndrome metabólico-- Un conjunto de anormalidades bioquímicas y fisiológicas asociadas con el desarollo de las enfermedades cardiovasculares y la diabetes tipo 2

Metabolitos-- Los intermedios y productos del metabolismo

Células mononucleares-- Las células que tienen un solo núcleo redondo

Mucoadhesión-- La adhesión entre dos materiales, al menos uno de los cuales es una superficie mucosa

Oxidación-- La interacción entre las moléculas de oxígeno y otras sustancias

Parasitosis-- Infestación o infección por parásitos

Paroxetina—Un fármaco antidepresivo del inhibidor de la recaptación de serotonina

Patógeno-- Un agente infeccioso

Patógenico—Capaz de causar enfermedad

Peritoneal-- La membrana serosa que une las paredes de la cavidad abdominal

Peritoneo-- La membrana serosa que recubre la cavidad del abdomen y cubre los órganos abdominales

Fito-- de una planta; relativa a plantas

Fitoquímicos-- Compuestos químicos que ocurren naturalmente en las plantas

Fitonutrientes-- Una sustancia que se encuentra en ciertas plantas y se cree que es beneficiosa para la salud humana y ayuda a prevenir diversas enfermedades

Placebo-- Una inofensiva píldora, medicamento o procedimiento prescrito más por el beneficio psicológico para el paciente que para cualquier efecto fisiológico

Plasma— El líquido incoloro, parte de la sangre

Plaqueta-- El glóbulo incoloro que ayuda en el coágulo de la sangre

Síndrome de Ovario Poliquístico (SOP) -- Un problema de salud que puede afectar a una mujer sus niveles hormonales, los ciclos menstruales, y la ovulación

Polyynes-- La presencia de varios alquinos

Propiedad—Relativo a un empresario o propiedad

Enfermedad de Raynaud-- Un raro trastorno de los vasos sanguíneos, por lo general en los dedos de los pies

Rizoma-- Un continuamente creciente tallo subterráneo horizontal que lleva a cabo disparos laterales con raíces adventicias a intervalos

Suero-- Un líquido rico en proteínas de color ámbar que se separa cuando la sangre se coagula

Estafilococo--Un grupo de bacterias que provocan una multitud de enfermedades

Staphylococcus aureus--Una especie común de bacterias que se encuentran especialmente en la membrana mucosa nasal y la piel

Sumatriptán-- Un medicamento utilizado para el tratamiento de la migraña

SW- 480-- Una cepa de células de cáncer de colon

Esclerosis sistémica-- Una enfermedad autoinmune o del tejido conectivo, que implica la acumulación del colágeno

Células T-helper-- Subpoblación particular de células CD4

Triglicéridos--Un tipo de grasa que se encuentra en la sangre

Túrbido--De un líquido; No limpio o claro; turbio o lodoso

Colitis ulcerosa-- Una enfermedad que causa inflamación y úlceras en el revestimiento del recto y el colon

Urolitiasis-- La formación de concreciones de piedra en la vejiga o el tracto urinario

Diario Personal

"El bueno dejará herederos a los hijos de sus hijos; Pero la riqueza del pecador está guardada para el justo."

~ Proverbios 13:22

Hierba Usada	Fecha	Impacto	Reflexión Personal

Diario/Notas

Notas Finales

Exención de responsabilidad por la FDA: Los productos y las declaraciones sobre productos específicos en este libro no han sido evaluados por la Administración de Alimentos y Medicamentos de los Estados Unidos (FDA) y no están destinados para diagnosticar, tratar, atender o prevenir enfermedades. Toda la información en este libro o cualquier información contenida o en cualquier etiqueta o empaque del producto es sólo para fines informativos y no pretende ser un sustituto para el consejo de su médico u otros profesionales de salud. Usted no debe usar la información en este libro para el diagnóstico o tratamiento de cualquier problema de salud. Siempre consulte con un profesional de la salud antes de comenzar cualquier nueva vitamina, supplementos, dieta o programa de ejercicios, antes de tomar cualquier medicamento, o si usted tiene o sospecha que puede tener un problema de salud.

25 Hierbas de Auto-Empoderamiento y Salud: Evidencia Revelada es una compilación de "falta de información." Hemos escuchado las leyendas e historias sobre la "intervención especial de la abuela" y que a veces incluso podríamos jurar por un brebaje familiar casero. Pero ¿dónde está la ciencia? Esta pregunta surgió para mí luego de empesar mi propio negocio de suplemento

herbario, The Shepherd's Harvest. No pude encontrar las respuestas en ningun lugar, y por lo tanto embarqué en la escritura de este libro con el simple objetivo de proporcionar las pruebas de ensayos clínicos para respaldar las afirmaciones de la medicina natural. Toda la investigación proporcionada en este libro se puede acceder mediante las notas finales. No hay más secretos!

Fuentes

Vidya Sabale; Vandana Patel; Archana Paranjape; Chitra Arya; S SakarkaR; P Sabale, "Moringa Oleifera (Drumstick): An overview," *Pharmacognosy Reviews*, 07/2008, Volume 2, Issue 4, p. 7.

Agrawal, Babita and Mehta, Anita, "Antiasthmatic activity of Moringa oleifera Lam: A clinical study," *Indian Journal of Pharmacology*, 10/2008, Volume 40, Issue 1, p. 28.

"Indian Applicant Files Patent Application for Oxygenators," *Indian Patents News*, 2015, Jul 11.

Ples, Michael and Howell Ho, "Comparative effects of moringa oleifera Lam. tea on normal and hyperglycemic patients," *eHEALTH INTERNATIONAL JOURNAL*.

Fozia Farooq , Meenu Rai, Avinash Tiwari, Abdul Arif Khan, and Shaila Farooq, "Review medicinal properties of Moringa oleifera : An overview of promising healer," *Journal of Medicinal Plants Research* Vol. 6(27), pp. 4368-4374, 18 July, 2012.

Mumuni, Adejumo, Oloruntoba ElizabethO, and Mynepalli K. Sridhar C., "Use of moringa oleifera (lam.) seed power as a coagulant for purification of water from unprotected sources in Nigeria, *European Scientific Journal,* 2013, 9 (24).

Tiloke, Charlette; Phulukdaree, Alisa; Chuturgoon, Anil A, "The antiproliferative effect of Moringa oleifera crude aqueous leaf extract on cancerous human alveolar epithelial cells," *BMC complementary and alternative medicine*, 2013, Volume 13, Issue 1, p. 226.

Sego, Sherril, FNP-C, DNP. *The Clinical Advisor : For Nurse Practitioners* 15.9 (Sep 2012): 64,68.

Ghorbanibirgani, Alireza; Khalili, Ali; Zamani, Laleh, "The efficacy of stinging nettle in patients with benign prostatic hyperplasia," *Iranian Red Crescent Medical Journal*, 01/2013, Volume 15, Issue 1, pp. 9 – 10.

Namazi, N; Tarighat, A; Bahrami, "The effect of hydro alcoholic nettle extract on oxidative stress in patients with type 2 diabetes," *A Pakistan Journal of Biological Sciences*, 01/2012, Volume 15, Issue 2, pp. 98 – 102.

Chrubasik, S; Enderlein, W; Bauer, R; Grabner, W, "Evidence for antirheumatic effectiveness of Herbal Urticae dioicae in acute arthritis: A pilot study," *Phytomedicine : International journal of Phytotherapy and Phytopharmacology*, 06/1997, Volume 4, Issue 2, p. 105.

University of Maryland Medical Center, "Tumeric," http://umm.edu/health/medical/altmed/herb/turmeric, accessed July 10, 2015.

Keane, K, "Use tumeric as digestive aid," *Saskatoon Sun* (2007, Dec 09).

Chainani-Wu, Nita, "Safety and anti-inflammatory activity of curcumin: a component of tumeric (Curcuma longa)" *Journal of Alternative and Complementary Medicine* (New York, N.Y.), 02/2003, Volume 9, Issue 1, pp. 161 – 168.

Ibid.

Kim et al., "The effectiveness of fermented turmeric powder in subjects with elevated alanine transaminase levels: a randomized controlled study," *BMC Complementary and Alternative Medicine* 2013, 13:58.

Muir, Alister D and Westcott, Neil D, 2003, "Flax the genus linum," *Medicinal and Aromatic Plants--Industrial Profiles*, Volume 34, xii, 307.

Sego, Sherril, "Flaxseed," *The Clinical Advisor : For Nurse Practitioners* 11.12 (Dec 2008): 80,82.

Hamama, Anwar; Narina, Satya; Parry, John; Bhardwaj, Harbans, "Effect of consumption of ground wholeseed flax on human blood traits," *Journal Of Agricultural Science*, 2012, Vol. 4, Issue 8, p. 106.

Farzana, Fatima K; Sulaiman, Abubacker F; Ruckmani, A; Vijayalakshmi, K; Lakshmi, Karunya G; et al. "Effects of flaxseeds supplementation in polycystic ovarian syndrome," *International Journal of Pharmaceutical Sciences Review and Research* 31.1(Mar/Apr 2015): 113-119.

Ulbricht, Catherine, "Focus: Diabetes," *Journal of Dietary Supplements*, 2011, Vol. 8 Issue 3, p239-256.

Sego, Sherril, MSN, FNP, "Stevia," *The Clinical Advisor : For Nurse Practitioners* 11.10 (Oct 2008): 116,118.

Parimalavalli, R; Radhaisri, S., "Glycaemic index of stevia product and its efficacy on blood glucose level in type 2 diabetes," *Indian Journal of Science and Technology* 4.3 (Mar 2011): 318-321.

Chan, Paul et al. "A double-blind placebo-controlled study of the effectiveness and tolerability of oral Stevioside in human hypertension." *British Journal of Clinical Pharmacology* 50.3 (2000): 215–220.

Brambilla, E., Cagetti, M. G., Ionescu, A., Campus, G., & Lingström, P, "An in vitro and in vivo comparison of the effect of stevia rebaudiana extracts on different caries-related variables: A randomized controlled trial pilot study," *Caries Research,* 2014, *48*(1), 19-23.

"Dandelion," *Annals Of Psychotherapy And Integrative Health,* 2013 Vol. 16, Issue 2, p. 48.

Winter, Joysa, "Aloe vera for joints, heart and skin," *Functional Foods & Nutraceuticals* 52 (Apr 2006): 48.

S. Pandey; P. Ovadje; M. Mousa; C. Hamm; S. J. Chatterjee, "The efficacy of dandelion root extract in inducing apoptosis in drug-resistant human melanoma cells 2011," *Evidence Based Complementary And Alternative Medicine*, Vol. 2011, pp. 1 - 11.

Blanchet, Kevin D., "Focus on herbs: dandelion : leaves are rich source of vitamins and minerals, *Alternative and Complementary Therapies*, Jan./Feb. 1995, 1(2): 115-117.

Creek, Linda, "Aloe Vera: The medicine plant: IN THE HOME," Grimsby Telegraph / Scunthorpe Evening Telegraph [Grimsby (UK)] 20 June 2013: 66.

Ibid.

Molazem, Zahra; Mohseni, Fatemeh; Younesi, Masoumeh; Keshavarzi, Sareh, "Aloe vera gel and cesarean wound healing; a randomized controlled clinical trial," *Global Journal of Health Science* 7.1 (2015): 203-209.

Banu, Asima; Chattannavar, Goura; Sathyanarayana, Bc, "Efficacy of fresh aloe vera gel against multi-drug resistant bacteria in infected leg ulcers," 2012, *The Australasian Medical Journal*, Vol. 5, Issue 6, p. 305.

Mansour, Ghada; Ouda, Soliman; Shaker, Ahmed; Abdallah, Hossam M, "Clinical efficacy of new aloe vera- and myrrh-based oral mucoadhesive gels in the management of minor recurrent aphthous stomatitis: a randomized, double-blind, vehicle-controlled study," *Journal of Oral Pathology & Medicine*, 07/2014, Volume 43, Issue 6, pp. 405 – 409.

"Peppermint Oil," *Annals of Psychotherapy & Integrative Health*, Spring 2012, Vol. 15 Issue 1, p45-45.

Shahin Merat, Shadi Khalili, Pardise Mostajabi, Anahita Ghorbani, Reza Ansari, Reza Malekzadeh, "The effect of enteric-coated, delayed-release peppermint oil on irritable bowel syndrome," *Digestive Diseases and Sciences,* May 2010, Volume 55, Issue 5, pp 1385-1390.

Brierley, Stuart, "Scientists discover how peppermint soothes gastric pain," *U.S. News & World Report* (Apr 2011): 1.

Raudenbush, Bryan; Grayhem, Rebecca; Sears, Tom; Wilson, Ian, "Effects of peppermint and cinnamon odor administration on simulated driving alertness, mood and workload," *North American Journal of Psychology*, 06/2009, Volume 11, Issue 2, p. 245.

Dokos, Charalampos, *Encyclopedia of Cultivated Plants : From Acacia to Zinnia,* 2013, pp. 556 – 560.

Peir Hossein Koulivand; Maryam Khaleghi Ghadiri; Ali Gorji, "Lavender and the nervous system," *Evidence-based complementary and alternative medicine*, 2013, Volume 2013, pp. 681304 - 10

"Aroma therapy: Lavender fragrance is sleep inducing," *Brown University Long-Term Care Quality Letter*, 10/16/95, Vol. 7 Issue 19, p6. 2/3p.

Kasper, Siegfried, Markus Gastpar, Walter Müller E., Hans-Peter Volz, Hans-Jürgen Möller, Sandra Schläfke, and Angelika Dienel. "Lavender Oil preparation silexan is effective in generalized anxiety disorder - a randomized, double-blind comparison to placebo and paroxetine." *The International Journal of Neuropsychopharmacology,* 2014, 17 (6): 859-869.

Raisi Dehkordi, Ziba, Fatemeh Sadat Hosseini Baharanchi, and Reza Bekhradi, "Effect of lavender inhalation on the symptoms of primary dysmenorrhea and the amount of menstrual bleeding: A randomized clinical trial." *Complementary Therapies in Medicine, 2014,* 22 (2): 212-9.

Dokos, Charalampos, *Encyclopedia of Cultivated Plants : From Acacia to Zinnia,* 2013, pp. 897–900.

Abdulrahim, Al Jamal, "Effect of rosemary (Rosmarinus officinalis) on lipid profiles and blood glucose in human diabetic patients (type-2)," *African Journal of Biochemistry Research*, 10/2014, Volume 8, Issue 8, pp. 147 – 150.

Kimura, Yuki; Urakami, Katsuya; Jimbo, Daiki; Inoue, Masashi; Taniguchi, Miyako, "Effect of aromatherapy on patients with alzheimer's disease," *Psychogeriatrics : The Official Journal Of The Japanese Psychogeriatric Society,* 2009, Vol. 9, Issue 4, pp. 173 - 179.

Solhi, Hassan et al. "Beneficial effects of rosmarinus officinalis for treatment of opium withdrawal syndrome during addiction treatment programs: A clinical trial," *Addiction & Health* 5.3-4 (2013): 90–94.

Lim, T.K. "Carica papaya," *Edible Medicinal and Non-Medicinal Plants,* 2012, pp. 693-717.

John A.O. Okeniyi, Tinuade A. Ogunlesi, Oyeku A. Oyelami, and Lateef A. Adeyemi, "Effectiveness of dried carica papaya seeds against human intestinal parasitosis: A pilot study," *Journal of Medicinal Food.* March 2007, 10(1): 194-196.

N G Vijayalakshmi; S Akhila, "Phytochemical studies on carica papaya leaf juice, *International Journal Of Pharmaceutical Sciences And Research*, 2015, Vol. 6, Issue 2, p. 880.

Ncube, Thokozile N., Ted Greiner, Lucie C. Malaba, and Mehari Gebre-Medhi, "Supplementing lactating women with pureed papaya and grated carrots improved vitamin A status in a placebo-controlled trial," 2001, *The Journal of Nutrition* 131 (5): 1497-502.

"Mulberry Tea, jam to make waves Kashmir Valley," *Asian News International* [New Delhi] 22 Oct 2009.

Shaheena Banua, Nasimudeen R. Jabirb, Nanjappa C. Manjunatha, Mohd Shahnawaz Khanc, Ghulam Md Ashrafb, Mohammad Amjad Kamalb, Shams Tabrezb, "Reduction of post-prandial hyperglycemia by mulberry tea in type-2 diabetes patients," *Saudi Journal of Biological Sciences* Volume 22, Issue 1, January 2015, Pages 32–36.

Akira Asai, Kiyotaka Nakagawa, Ohki Higuchi, Toshiyuki Kimura, Yoshihiro Kojima, Jun Kariya, Teruo Miyazawa, Shinichi Oikawa, "Effect of mulberry leaf extract with enriched 1-deoxynojirimycin content on postprandial glycemic control in subjects with impaired glucose metabolism," *Journal of Diabetes Investigation*, 2011 August 2; 2(4): 318–323.

Jiwon Choi, Hyun Ju Kang, Sung Zoo Kim, Tae Oh Kwon, Seung-Il Jeong, Seon Il Jang, "Antioxidant effect of astragalin isolated from the leaves of Morus alba L. against free radical-induced oxidative hemolysis of human red blood cells," *Archives of Pharmacal Research*, July 2013, Volume 36, Issue 7, pp 912-917.

Puri, H. S, "Neem: the divine tree : Azadirachta indica," *Medicinal and aromatic plants--industrial profiles*, 1999, Volume 5.

Chatterjee, Anirban; Kandwal, Abhishek; Saluja, Mini; Singh, Nidhi, "To evaluate the antigingivitis and antipalque effect of an Azadirachta indica (neem) mouthrinse on plaque induced gingivitis: a double-blind, randomized, controlled trial," *Journal Of Indian Society Of Periodontology,* Vol. 15, Issue 4, pp. 398 - 401.

Cichello, Simon, Surafel Melaku Tegegne, and Hong Yun, "Herbal Medicine in the Management and Treatment of HIV-AIDS - A Review of Clinical Trials," *Australian Journal of Herbal Medicine* 2014, 26 (3): 100-113,118.

"Soursop and its health benefits," *Qatar Tribune* [Doha] 19 Nov 2014.

Soheil Zorofchian Moghadamtousi, Habsah Abdul Kadir, Mohammadjavad

Paydar, Elham Rouhollahi and Hamed Karimian, "Annona muricata leaves induced apoptosis in A549 cells through mitochondrial-mediated pathway and involvement of NF-κB," *BMC Complementary and Alternative Medicine* 2014, 14:299.

Pieme, Constant Anatole; Kumar, Santosh Guru; Dongmo, Mireille Sylviane; Moukette, Bruno Moukette; Boyoum, Fabrice Fekam; Ngogang, Jeanne Yonkeu, "Antiproliferative activity and induction of apoptosis by Annona muricata (Annonaceae) extract on human cancer cells," *BMC complementary and alternative medicine*, 2014, Volume 14, Issue 1, p. 516.

Ellman, Bonnie, "Hibiscus," *Encyclopedia of Cultivated Plants : From Acacia to Zinnia,* 2013, pp. 485 – 487.

Hong-Chou Chang,a Chiung-Huei Peng,b Da-Ming Yeh,cd Erl-Shyh Kaoe and Chau-Jong Wangfg, "Hibiscus sabdariffa extract inhibits obesity and fat accumulation, and improves liver steatosis in humans," *Food and Function*, 2014, 5, 734-739.

Castleman, Michael, "Lower Blood Pressure Naturally With Hibiscus Tea," *Mother Earth News* 248 (Oct/Nov 2011): 18-19.

University of Maryland Medical Center, "Ginkgo Biloba," http://umm.edu/health/medical/altmed/herb/ginkgo-biloba, accessed July 10, 2015.

I Gavrilova, S. I; Preuss, U. W; Wong, J. W. M; Hoerr, R; Kaschel, R; Bachinskaya, N, "Efficacy and safety of ginkgo biloba extract EGB761 in mild cognitive impairment with neuropsychiatric symptoms," *International Journal of Geriatric Psychiatry*, 10/2014, Volume 29, Issue 10, pp. 1087 – 1095.

Muir, Andrew H; Robb, Rosalind; McLaren, Margaret; Daly, Fergus; Belch, Jill JF, "The use of ginkgo biloba in Raynaud's disease: a double-blind placebo-controlled trial," *Vascular Medicine*, 11/2002, Volume 7, Issue 4, pp. 265 – 267.

Zingiber officinale (Ginger). *Alternative Medicine Review*, 8, 3, 331-335, Aug. 2003

Saberi, F., Sadat, Z., Abedzadeh-Kalahroudi, M., & Taebi, M. (2014). "Effect of ginger on relieving nausea and vomiting in pregnancy: A randomized, placebo-controlled trial. *Nursing and Midwifery Studies*, 3(1).

Maghbooli, M., Golipour, F., Moghimi Esfandabadi, A. and Yousefi, M., "Comparison Between the efficacy of ginger and sumatriptan in the ablative treatment of the common migraine," *Phytotherapy Research*, 2014, 28: 412–415.

Thangaselvabai, T, Prem, Joshua J., Jayasekar, M., "Cinnamon (Cinnamomum Verum Presl)-The Sweet bark spice for flavor and fragrance—a review," *Agricultural Reviews*. 30, 3, 167-175, Sept. 2009.

Pandey, Minakshi and D. Chandra. 2015. "Evaluation of ethanol and aqueous extracts of cinnamomum verum leaf galls for potential antioxidant and analgesic activity." *Indian Journal of Pharmaceutical Sciences*: 243-247.

Jaafarpour, Molouk et al. "Comparative effect of cinnamon and ibuprofen for treatment of primary dysmenorrhea: A randomized double-blind clinical trial." *Journal of Clinical and Diagnostic Research: JCDR* 9.4 (2015): QC04–QC07.

"Cinnamon and health," *Critical Reviews in Food Science and Nutrition*, 09/2010, Volume 50, Issue 9, pp. 822 – 834.

Basch, Ethan, Catherine Ulbricht, Michelle Harrison, David Sollars, Michael Smith, Cathi Dennehy, and Philippe Szapar, "Alfalfa (Medicago sativa L.): A clinical decision support tool." *Journal Of Herbal Pharmacotherapy*, 2013, 3, no. 2: 69.

Malinow, M R; McLaughlin, P; Stafford, C, "Alfalfa seeds: effects on cholesterol metabolism," *Experientia*, 05/1980, Volume 36, Issue 5, pp. 562 – 564.

Mölgaard, J J, "Alfalfa seeds lower low density lipoprotein cholesterol and apolipoprotein B concentrations in patients with type II hyperlipoproteinemia," 1987 *Atherosclerosis*, 65 (1-2), p. 173.

L. Cantelmo, B. O. Soares, L. P. Rocha, J. A. Pettinelli, C. H. Callado, E. Mansur, A. Castellar, R. F. Gagliardi, "Repetitive somatic embryogenesis from leaves of the medicinal plant Petiveria alliacea L.," *Plant Cell, Tissue and Organ Culture (PCTOC)*, December 2013, Volume 115, Issue 3, pp. 385-393.

"New Anti-Cancer discovery from Guinea Hen weed," *Jamaica Observer*,

March 9, 2014.

Lowe, Henry I. C., Ngeh J. Toyang, Alonso Heredia, Kenneth N. N. Ayeah, Charah T. Watson, and Joseph Bryant. 2015. "Petiveria Alliacea L (Guinea Hen Weed) and its major metabolite Dibenzyl Trisulfide demonstrate HIV-1 reverse transcriptase inhibitory activity." *European Journal of Medicinal Plants* 5 (1): 88-94.

Lissandrello, M, "Chamomile," *Vegetarian Times,* (2008, Jul), 33-34.

Srivastava, Janmejai K, Eswar Shankar, and Sanjay Gupta. "Chamomile: A herbal medicine of the past with bright future," *Molecular Medicine Reports* 3.6 (2010): 895–901.

Ibid.

Craig, W. J., "Chamomile," *Vibrant Life,* (2011, Jan) *27,* 19.

Khan, Akhtar J., "Medicinal properties of frankincense," *International Journal of Nutrition, Pharmacology, Neurological Diseases,* May 2012, Vol. 2 Issue 2, p79-79.

Samani, KM; Mahmoodian, H; Moghadamnia, AA; Mir, PBA; Chitsazan, M, "The effect of Frankincense in the treatment of moderate plaque-induced gingivitis: a double blinded randomized clinical trial," *Daru Journal of Pharmaceutical Sciences*, 01/2011, Volume 19, Issue 4, pp. 288 – 294.

"'Indian Frankincense' provides relief of OA symptoms," *Inpharma Weekly* 2008, (1649): 8.

Bloxton, James D. II; Ara Der Marderosian; Ron Gibbs, "Bioactive constituents of Alaskan devil's root (Oplopanax horridus, Araliaceae)," *Economic Botany*, 2002, Volume 56, Issue 3, pp. 285 – 287.

Tai, Joseph; Cheung, Susan; Chan, Edwin; Hasman, David, "Inhibition of human ovarian cancer cell lines by Devil's club Oplopanax horridus," *Journal of Ethnopharmacology*, 2010, Volume 127, Issue 2, pp. 478 – 485.

Zhang, Z.; Yu, C.; Zhang, C.-F.; Wu, X.-H.; Wen, X.-D.; Anderson, S.; Du, W.; Huang, W.-H.; Li, S.-P.; Wang, C.-Z.; Yuan, C.-S., "Chemopreventive effects of oplopantriol A, a novel compound isolated from oplopanax horridus, on colorectal cancer," *Nutrients* 2014, 6, 2668-2680.

Stokes, R W; Saxena, G; Abramowski, Z; Kobaisy, M; Hancock, R E; Doxsee, D..., "Antimycobacterial polyynes of Devil's Club (Oplopanax horridus), a North American native...," *Journal Of Natural Products*, 1997, Vol. 60, Issue 11, pp. 1210 - 1213.

J. C. Harris, S. Cottrell, S. Plummer, D. Lloyd, "Antimicrobial properties of Allium sativum (garlic)," *Applied Microbiology and Biotechnology* October 2001, Volume 57, Issue 3, pp. 282-286.

Gómez-Arbeláez, Diego et al. "Aged garlic extract improves adiponectin levels in subjects with metabolic syndrome: A double-blind, placebo-controlled, randomized, crossover study," *Mediators of Inflammation* 2013.

Kumar, Rahat et al. "Antihyperglycemic, antihyperlipidemic, anti-inflammatory and adenosine deaminase– Lowering effects of garlic in patients with type 2 diabetes mellitus with obesity," *Diabetes, Metabolic Syndrome and Obesity: Targets and Therapy* 6 (2013): 49–56.

Ghaedi, M., Rezaee, M., Fakhari, S., Ghorashi, M., Pirmohamadi, H., Doost, R. D., & Rahmani, M. R., "Effects of ethanol extract of commiphora myrrha gum against helicobacter pylori and inhibition of proliferation of the human AGS cell line in vitro," *Journal of the Australian - Traditional Medicine Society*, 2014, *20*(2), 106-108,110-111.

Langhorst, J., Varnhagen, I., Schneider, S. B., Albrecht, U., Rueffer, A., Stange, R., Michalsen, A. and Dobos, G. J), "Randomised clinical trial: a herbal preparation of myrrh, chamomile and coffee charcoal compared with mesalazine in maintaining remission in ulcerative colitis – a double-blind, double-dummy study," *Alimentary Pharmacology & Therapeutics*, 2013, 38: 490–500.

Mansour, Ghada; Ouda, Soliman; Shaker, Ahmed; Abdallah, Hossam M, "Clinical efficacy of new aloe vera- and myrrh-based oral mucoadhesive gels in the management of minor recurrent aphthous stomatitis: a randomized, double-blind, vehicle-controlled study," *Journal of Oral Pathology & Medicine*, 07/2014, Volume 43, Issue 6, pp. 405 – 409

Made in the USA
Monee, IL
08 November 2026

67969861R00083